W0038983

ANDREA EHRING

Überlebensnahrung

Die Kraft der grünen Pflanzen

Verlag Peter Erd · München

Die in diesem Buch aufgeführten Ratschläge wurden von Autor und Verlag sorgfältig geprüft. Eine Garantie bzw. Haftung kann jedoch nicht übernommen werden.

1. Auflage 1999
Umschlaggestaltung: Friederike Lutz
Umschlagfoto: Reinhard Lutz
Redaktion: Dr. Heike Drechsler
Lektorat, Satz, Gestaltung: Karin Grassl
Copyright © Verlag Peter Erd, München 1999
Alle Rechte, auch die des auszugsweisen Nachdrucks, der Übersetzung und jeglicher Wiedergabe, vorbehalten.

ISBN 3-8138-0498-4

INHALT

6

I. DIE ÜBERLEBENSNAHRUNG

1. Die Schattenseiten des Schlaraffenlandes

In diesem Jahrhundert hat sich die Ernährung in erschreckendem Maße verändert. Noch nie war die Qualität unserer Nahrung so schlecht wie in der heutigen Zeit. Im Supermarkt erhalten wir kaum noch gesunde und natürliche Lebensmittel. Das ist nicht mehr möglich, weil wir uns schon viel zu sehr von unseren natürlichen Instinken entfernt haben. Mit Sicherheit macht das Einkaufen heute viel mehr Spaß als in früheren Zeiten. Durch das übergroße Angebot an unterschiedlichen Nahrungsmitteln können wir kaufen, was unser Herz begehrt.

Doch die Speisen, die wir kaufen, sind oft schon gekocht, eingefroren, bestrahlt oder mit chemischen Zusatzstoffen behandelt. Die meisten Menschen ahnen nicht, was diese totgekochten und denaturierten Nahrungsmittel in ihren Körpern bewirken können. Sie werden krank oder sterben, ohne jemals den wirklichen Grund für ihre Beschwerden und ihr Leiden erkannt zu haben. Sie essen das, was die fröhlichen und gesund aussehenden Leute in den Werbefilmen anpreisen. Sie kaufen die bunten und schön verpackten Nahrungsmittel und glauben den beeindruckenden Werbekampagnen der Milch-, Fleisch- und Bäckerindustrie.

Ich gebe zu, die Verführung durch die Nahrungsmittelindustrie ist groß, und wir lassen uns auch gern an der Nase herumführen, besonders dann, wenn ein Nahrungsmittel mit dem Prädikat »besonders gesund«, »vitamin-« oder »kalziumreich« ausgestattet ist und zusätzlich noch fantastisch schmeckt. Doch meistens trügt der schöne Schein, denn die wenigsten der Nahrungsmittel, die wir im Supermarkt kaufen, sind wirklich gesund. Die ständig wachsenden Zivilisationserkrankungen zeigen uns Tag für Tag die Schattenseiten dieses fragwürdigen Schlaraffenlandes.

Viele Menschen glauben noch immer daran, dass es keinen Zusammenhang zwischen Ernährung und Krankheit gibt. Schauen Sie sich doch einmal bewusst Ihre Mitmenschen an. Kennen Sie jemanden, der unsere Zivilisationskost isst und wirklich kerngesund ist, der keine Allergien hat oder unter Parodontose, Karies, rheumatischen Beschwerden oder Bluthochdruck leidet? Fast jeder hat doch heute irgendein Wehwehchen. Selbst die Leute, die körperlich keine Beschwerden haben, leiden dafür unter Nervosität, Schlafstörungen, Depressionen oder anderen Beschwerden.

Unsere Ernährung macht uns krank
Wir leben in einer Zeit, in der die unmöglichsten Dinge Wirklichkeit werden. Technische Erfindungen, die für unsere Großeltern unerreichbare Träume waren, gehören inzwischen zu unserem Alltagsleben. Doch diese Welt der fragwürdigen Wunder hat uns inzwischen an den Rand einer großen Katastrophe geführt, weil wir das verlieren werden, was für uns am wichtigsten ist: eine reine und saubere Natur, gesunde Kinder, eine kraftvolle Gesundheit und stabile Widerstandskräfte gegen Krankheiten.

Wir leben in einer Zeit, in der es üblich ist, das Natürliche zu vergewaltigen, zu verändern oder durch künstliche Mittel zu ersetzen. Das Gemüse und Obst in den Supermärkten, das makellos und gesund aussieht, erhält seine künstliche Schönheit in vielen Fällen durch Überdüngung, radioaktive Bestrahlung oder sogar durch Genmanipulation. Während die Äpfel und Tomaten wochenlang wunderschön aussehen, beginnen sie im Inneren zu faulen. Der Mensch von heute geht einen ähnlichen Weg. Wir können unser jugendliches Aussehen durch Schönheitschirurgie ein wenig länger behalten, doch hinter dem schönen Schein grinst uns eine grauenvolle Fratze an. Während wir äußerlich noch ganz passabel aussehen, geht im Inneren unseres Körpers ein grausamer Verfall und eine schleichende Selbstvergiftung vonstatten. Der Mensch macht sich selbst zum Monster, und aus seinen Nahrungsmitteln macht er krankmachende und widernatürliche Speisen. Möchten Sie vielleicht Forellen verzehren, in denen sich Schweinegene befinden?

Viele Leute sind sehr verwundert, wenn sie hören, dass ihre diversen Erkrankungen ernährungsbedingt sein könnten. Dabei ist es doch wirklich einleuchtend, dass man krank werden muss, wenn man ständig »Junkfood« verzehrt – was wörtlich übersetzt »Schund-Nahrung« heißt. Zum »Junkfood« gehören nicht nur die Hamburger, Currywürste und Pommes frites, sondern auch Mikrowellennahrung und Fertiggerichte. Kaum einer ahnt, welche Scheußlichkeiten sich in hübsch verpackten Lebensmitteln verstecken können. Inzwischen gibt es den Beruf des Food-Designers, der durch geschickte manipulative Techniken aus minderwertigen Abfällen die schmackhaftesten Nahrungsmittel herstellt.

Haben Sie schon einmal den Schokoladenpudding probiert, der unter anderem aus Knochenmehl, Tierhufen und indischem Frauenhaar hergestellt wird? Er ist so raffiniert manipuliert, dass er wirklich ganz vorzüglich schmeckt. Was sich alles in fertig gekauften Frikadellen oder in Leberwurst befindet, will ich Ihnen erst gar nicht erzählen, sonst verlieren Sie noch Ihre ganze Lebensfreude. Jetzt denken Sie vielleicht: »Aber es gibt doch so viele köstliche Dinge zu kaufen, die können doch nicht alle schädlich sein! Ich esse so gerne Kuchen und Chips und Schweinebraten – wenn ich wirklich einmal krank werden sollte, dann gibt es doch Medikamente.«

Können Medikamente wirklich heilen?
Der menschliche Körper ist sehr robust. Er versucht so lange wie möglich, sein Leben zu erhalten. Die vielen Nahrungs- und Umweltgifte, die wir täglich zu uns nehmen, versucht der Körper auf natürlichem Wege wieder hinauszuleiten, indem er vermehrt Erkältungen, Allergien, Hautausschläge und andere reinigende Krankheiten produziert. Leider werden diese Selbstheilungsversuche des Körpers immer häufiger durch Medikamente unterdrückt, sodass die Gifte immer tiefer ins Zellularsystem gedrängt werden und zu gefährlichen chronischen Krankheiten führen.

Wenn Krankheiten lange genug unterdrückt wurden, gehen sie irgendwann in ein chronisches und unheilbares Stadium über. Dann ist der Punkt erreicht, von dem es kein zurück mehr gibt. Lassen Sie es nicht soweit kommen. Nehmen Sie Nahrungsmittel zu sich, die die Selbstheilungskräfte des Körpers unterstützen und die reich an lebenswichtigen, natürlichen und gesund erhaltenden Vitalstoffen sind. Nehmen Sie Nahrungsmittel zu sich, die Sie und Ihre Kinder gesund erhalten und die dafür sorgen, dass Sie in dieser »kranken Zeit« überleben können.

Vielleicht finden Sie den Begriff »Überlebensnahrung« ein wenig übertrieben. Vielleicht denken Sie, so schlecht geht es uns doch gar nicht. Leider ist das ein großer Irrtum. Es ist viel schlimmer, als Sie denken. Durch die zunehmende Umweltvergiftung und den ständigen Einsatz chemischer Mittel im menschlichen, tierischen und pflanzlichen Lebensbereich entfernen wir uns immer mehr von unserem natürlichen Gesundheitszustand. Genau wie überdüngte Treibhauspflanzen, werden auch wir immer anfälliger für die unterschiedlichsten Erkrankungen. Viele Menschen haben sich schon mit ihren Allergien, rheumatischen Beschwerden oder anderen Krankheitsbildern abgefunden und sehen diesen Zustand als normal an. Sie geben sich mit einer ungenügenden Lebensqualität zufrieden, weil sie den Zustand der kraftvollen Gesundheit gar nicht mehr kennen.

Wenn wir der Pharmaindustrie und den Ärzten Glauben schenken wollen, dann müssten wir und die nachfolgenden Generationen immer gesünder werden. Wie jedoch jeder leicht feststellen kann, ist das nicht der Fall. Wenn wir ehrlich sind, dann müssen wir einsehen, dass der Gesundheitszustand von Erwachsenen, Jugendlichen und Kindern noch nie so schlecht war – trotz medizinischer Überversorgung, ausreichender hygienischer Maßnahmen und reichlichem Nahrungsangebot. Noch nie gab es so viele verschiedene Allergien wie in der heutigen Zeit. Dabei hat es Blütenpollen und Hausstaub schon zu allen Zeiten gegeben, aber erst in der heutigen Zeit reagieren wir plötzlich allergisch auf diese einfachen Substanzen. Woran liegt das?

Nicht die Pollen oder der Hausstaub sind der Grund für die zunehmenden Allergien, sondern der durch falsche Ernährung und durch Medikamente geschädigte Gesamtstoffwechsel des Einzelnen. Hinzu kommen die übertriebenen hygienischen Maßnahmen auf fast allen Gebieten. Durch Impfungen, übertriebene Desinfektionen sowie durch das Sterilisieren, Konservieren und Bestrahlen von Nahrungsmitteln wird unser Immunsystem nicht mehr ausreichend trainiert. Eine gesunde

Auseindersetzung mit der viralen und bakteriellen Umwelt wird auf fast allen Gebieten peinlichst vermieden. Die Generationen vor uns waren noch gesünder und widerstandsfähiger, weil ihr Abwehrsystem noch nicht so stark durch Medikamente und umweltbelastende Ernährung geschädigt war. Die übertriebene medizinische Fürsorge macht uns nicht gesünder, sondern immer kränker.

Wenn die körpereigene Abwehr durch falsche Ernährung geschwächt oder überlastet ist, dann haben diverse Allergene ein leichtes Spiel. Besonders erschreckend ist, dass bei Kindern und Säuglingen Allergien und Hauterkrankungen ständig zunehmen. Natürliche Kinderkrankheiten, die dazu bestimmt sind, das Immunsystem zu trainieren, werden durch Impfungen oder Medikamente unterdrückt. Viele Medikamente führen zu Spätschäden, deren Auswirkungen noch gar nicht abzusehen sind.

Weil wir uns nicht mehr gesund ernähren, werden wir immer anfälliger für verschiedene Erkrankungen, und wir müssen immer häufiger Medikamente einnehmen, um uns halbwegs wohl zu fühlen. Die Metaboliten verschiedener Arzneistoffe können jedoch zur Veränderung der DNS führen. Auf diese Weise wird das genetische Erbgut, das wir von Generation zu Generation weitergeben, immer mehr geschwächt und geschädigt.

Viele Erkrankungen entstehen nur aus dem Grund, weil der Körper durch diverse Gift- und Fremdstoffe völlig überlastet ist. Wenn ein kranker Mensch in seiner Ahnungslosigkeit zum Arzt geht, erhält er in vielen Fällen ein weiteres Medikament, das seine Krankheit zwar für einige Zeit unterdrückt, aber nicht wirklich ausheilt. Es wird nicht lange dauern, und das nächste Symptom wird sich melden. Auf diese Weise gerät man schnell in einen Teufelskreis, aus dem man nicht mehr herauskommt, wenn man nicht endlich selbst die Initiative ergreift und den Weg zu einem natürlichen Leben zurückfindet.

Kann man sich heute überhaupt noch gesund ernähren?
Denaturierte Nahrungsmittel sind in unserer zivilisierten Welt weit verbreitet. Trotz übermäßiger Nahrungszufuhr verhungern unsere Zellen, weil essentielle Nährstoffe fehlen und der Körper nicht das erhält, was er wirklich benötigt. Gesundheitsexperten sehen in der enzymarmen, fettreichen und hochkalorischen Wohlstandsernährung einen der Hauptgründe für viele chronische Erkrankungen. Immer mehr Menschen begreifen, dass es so nicht weitergehen kann. Wir benötigen für uns und unsere Kinder eine Nahrung, die unseren Organismus reinigt, entgiftet und ihm auf natürliche Weise alle essentiellen Nährstoffe zuführt, damit er gesund und kraftvoll bleiben kann.

Was ist so gefährlich an der heutigen Ernährung?
Unser Blut muss konstant einen pH-Wert von 7,32 halten, sonst werden die Körperzellen aufs schwerste geschädigt – bis zur Todesfolge. Um diese Gefahr zu verhindern, muss der Körper, sobald der pH-Wert absinkt, die erforderlichen Basen in Form von Kalziumphosphat aus Knochen und Bandscheiben holen, um die entstehende Übersäuerung zu neutralisieren.
Es ist überaus wichtig, dass wir täglich ausreichend basenbildende Nahrungsmittel verzehren, damit der Körper nicht ständig seine Basenspeicher plündern muss.
Leider überwiegen bei der heutigen Ernährung meist die säurebildenden Nahrungsmittel, zu denen alle tierischen Produkte wie Fleisch, Käse, Eier und Milchprodukte gehören, zudem Getreide, Hülsenfrüchte, Süßigkeiten, Alkohol, ungekeimte Samen und Nüsse. Säurebildende Kost neutralisiert sich im

Körper nur mit Hilfe von körpereigenem Kalk. Je mehr Säurekost wir verzehren, desto mehr Kalk wird dem Knochenstoffwechsel entzogen. Der rege Betrieb in orthopädischen Kliniken beweist, dass Menschen, die säurebildende Kost bevorzugen, besonders anfällig für Bandscheibenerkrankungen, Osteoporose und Gelenkerkrankungen sind.

Die meisten Nahrungsmittel, auch solche, die wir für gesund halten, enthalten Umweltgifte und stark verminderte Nährstoffe. Die Böden, auf denen Früchte und Gemüse wachsen, sind inzwischen so stark ausgelaugt, sodass ihre Nährstoffqualität immer mehr sinkt. Weil viele Menschen das inzwischen wissen, probieren sie die verschiedensten Nahrungsergänzungsmittel, Vitamine und Gesundheitspülverchen aus, um sich wohler zu fühlen. Oft bleibt jedoch ein durchschlagender Erfolg aus.

Quälender Heißhunger oder die Sucht nach bestimmten Nahrungsmitteln entsteht nur dann, wenn der Körper mit toten bzw. leeren Nahrungsmitteln versorgt wird. Dieses unangenehme Hungergefühl oder das Bedürfnis mehr zu essen, als der Körper eigentlich benötigt, signalisiert, dass wichtige Nährstoffe fehlen.

Dieser Teufelskreis führt zu sinnloser und übermäßiger Nahrungsaufnahme, zu Antriebsschwäche, frühzeitigen Alterserscheinungen und zu diversen Erkrankungen. Im Grunde ist es nicht schwer, sich aus ihm zu befreien und seine natürliche Kraft und Energie zurückzugewinnen.

Das Zaubermittel heißt Greenfood – die Kraft der grünen Pflanzen

Greenfood ist der Oberbegriff für alle grünen Pflanzen, die für den menschlichen Körper besonders wertvoll sind. Sie sind nicht nur vollgepackt mit den Kräften der Sonne, sie schenken uns auch alle lebensnotwendigen Vitalstoffe, die unser Körper benötigt, um optimal zu funktionieren.

Wenn wir unsere angeborene Kraft und Stärke in vollem Maße ausschöpfen möchten, dann müssen wir uns wieder auf die Natur besinnen. Die grünen Pflanzen sind das Wertvollste, was uns die Erde zu bieten hat. Ohne sie gäbe es kein Leben auf unserem Planeten. Nur ein Viertel der Regenmenge auf der Erde entsteht durch die Verdunstung der Meere. Drei Viertel des Regens sind ein Produkt der grünen Pflanzen. Pflanzen sind ein Wunderwerk der Natur, sie schaffen Nahrung, Energie und neues Leben.

Wenn wir eine frische Pflanze verzehren, essen wir umgewandelte Sonnenenergie und tanken unsere Zellen mit Kraft, Energie und Stärke auf. Ich möchte an dieser Stelle die lobenden Worte über grüne Pflanzen von dem bekannten Pflanzenforscher R.H France wiedergeben:

»Mit einer ungeheuren Fabrik ist so ein Blatt zu vergleichen, in der zahllose kleine Sonnenmotoren aufgestellt sind, die im Sonnenlicht chemisch tätig sind. Nur sind es merkwürdige lebende Maschinen, die sich von selbst dort hinstellen, wo die besten Arbeitsbedingungen sind. Sie sind Maschine und Arbeiter zugleich.«

Die grünen Pflanzen enthalten in höchster Konzentration die Kräfte der Sonne und der Erde, und das ist genau der entscheidende Schlüssel für die Erneuerung, Entgiftung und Gesunderhaltung unserer Körper.

Wer nur ein wenig nachdenkt, der begreift schnell, dass die Zellen unseres Körpers durch die chemischen und künstlich veränderten Nahrungsmittel ersticken, versauern und schließlich degenerieren.

Schauen Sie sich doch die Flüsse und Meere an. Je mehr Zivilisationsdreck und Chemie in die Flüsse geraten, desto mehr verändert sich das biologische Gleichgewicht in Richtung Krankheit und Tod.

Ähnlich verhält sich der Säftestrom in unserem Körper, wenn er ständig mit denaturierten Nahrungsmitteln und Chemie überflutet wird. Das frische Grün der Pflanzen reinigt und entgiftet den kranken Säftestrom und verleiht den Zellen des Körpers neue Kraft und Lebendigkeit.

Grüne Pflanzen sind wahre Nährstoffbomben

Je nährstoffreicher unsere Nahrung ist, umso mehr Energie können die Körperzellen produzieren und umso kräftiger, vitaler und jünger fühlen wir uns. Wenn wir uns schlecht ernähren, wirkt sich das auf rund 70 Billionen Zellen in unserem Körper aus. Tag für Tag werden die Zellen unseres Körpers von Bakterien, Viren, Freien Radikalen, Gift- und Schadstoffen angegriffen.

Wenn unser Körper jedoch mit nährstoffreichen und gesund erhaltenden grünen Nahrungsmitteln versorgt wird, besteht ein kontinuierlicher Schutz gegen diese Schadstoffe und Krankheitserreger.

Grüne Pflanzen enthalten zwanzigmal mehr essentielle Nährstoffe als andere Nahrungsmittel. Mit geballten Ladungen an natürlichen Enzymen, Vitaminen, Mineralstoffen, Spurenelementen, Zellsalzen, Antioxidantien, löslichen Faserstoffen, essentiellen Aminosäuren und sekundären Pflanzenstoffen schenken die grünen Nahrungsmittel dem Körper alles, was er benötigt. Vollgepackt mit den Kräften der Sonne, der Erde oder des Meeres, spielen sie eine entscheidende Rolle bei der Erneuerung des Körpers und der Energieproduktion.

Natürlich ist es ganz wichtig, welche grünen Pflanzen wir verzehren. Ein nitrathaltiger Supermarktsalat wird sich eher schädlich auf unsere Gesundheit auswirken, auch grüne Bohnen aus der Dose oder Spinat aus dem Tiefkühlfach sind von minderer Qualität. Die wahre Kraft der grünen Pflanzen finden Sie nur in ungezüchteten Wildpflanzen wie Algen, in Grassäften, in frischem dunkelgrünem Biogemüse und Salaten, in Garten- und Wildkräutern.

Die Nährstoffe der grünen Pflanzen sind deshalb so enorm wichtig, weil durch sie diejenigen anderer Nahrungsmittel erst richtig wirksam werden. Wenn wir nicht täglich in ausreichender Menge grüne Pflanzen verzehren, können Dutzende wichtiger Reinigungs-, Auf- und Abbaufunktionen in unserem Körper nicht richtig funktionieren. Logischerweise führt das zunächst nur zu einem leichten Unwohlsein und zu Antriebsschwäche, später zu Magen- und Darmbeschwerden, Verstopfung, Körpergeruch, Haarausfall, Hautausschlägen, Übersäuerung, Asthma, Diabetes, Arthrose und ganz zum Schluss zu Krebs.

Erst in den letzten Jahren wurde den Ernährungswissenschaftlern klar, welch bedeutender Zusammenhang zwischen Gesundheit und richtiger Ernährung besteht. Täglich werden wir mit verschiedenen Umweltgiften konfrontiert. Aus diesem Grund benötigen wir eine Nahrung, die unseren Körper schützt und gesund erhält – eine »Überlebensnahrung«.

Was bedeutet der Begriff Überlebensnahrung?
Grüne Pflanzen kann man als Überlebensnahrung bezeichnen, weil unser Körper durch sie in natürlicher Form alle essentiellen Nährstoffe erhält, die er in der heutigen Zeit dringender als je zuvor benötigt. Ohne grüne Pflanzen wäre kein Leben auf dieser Erde möglich, denn das Chlorophyll der Pflanzen bildet den Sauerstoff, den wir zum Leben benötigen. Auch die Zellen unseres Körpers benötigen ausreichend Sauerstoff, um gesund

und funktionsfähig zu bleiben. Wenn wir täglich genügend grüne Pflanzen verzehren, haben wir die Gewissheit, dass unsere Zellen ausreichend mit Sauerstoff versorgt werden. Das ist besonders wichtig, denn viele Krankheiten können erst auf einem anaeroben (ohne Sauerstoff) Nährboden gedeihen.

Nicht immer ist es uns möglich, frisches und biologisch hochwertiges grünes Gemüse, Salate oder Kräuter zu erhalten. Lange Lagerungszeiten oder ausgelaugte Böden sorgen dafür, dass das Gemüse viele Nährstoffe verliert, bevor es auf unseren Teller gelangt. Aus zeitlichen Gründen sind auch viele Leute nicht dazu in der Lage, sich jeden Tag frisches Gemüse beim Biobauern, im Naturkostladen oder in der freien Natur zu besorgen.

Praktischerweise gibt es die Kraft der grünen Pflanzen auch in Tabletten- oder Pulverform. Dadurch hat man die Kraft der grünen Pflanzen jederzeit griffbereit.

2. Warum die dunkelgrünen Pflanzen so wertvoll und wichtig für den menschlichen Körper sind

Sie enthalten fünf wichtige Elemente, die man in dieser Zusammensetzung in keinem anderen Nahrungsmittel findet:

Chlorophyll

Chlorophyll reichert das Blut mit Sauerstoff an. Chlorophyll, das »Blut« der Pflanzen, besitzt erstaunlicherweise eine molekulare Struktur, die eine verblüffende Ähnlichkeit mit unserem roten Blutfarbstoff besitzt. Dadurch kann es dem Blut helfen, ausreichend Sauerstoff in Zellen und Gewebe zu transportieren. Chlorophyll ist außerdem als reinigende und entgiftende Substanz bekannt.

Enzyme

Die grünen Pflanzen enthalten natürliche Enzyme, die identisch mit den wichtigsten Körperenzymen sind. Da jeder Stoffwechselvorgang im Körper von Enzymen gesteuert wird, sind sie für unser körperliches Wohlergehen unerlässlich.

Spurenelemente

Defizite an Spurenelementen sind heute weit verbreitet und können zu verschiedenen Erkrankungen führen. Grünpflanzen enthalten Dutzende von unersetzlichen Spurenlementen, die bei der westlichen Ernährung, oft aufgrund schlechter Landwirtschaft, Bodenerosionen oder mangelhafter Ernährungsgewohnheiten, fehlen.

Ausgleich des pH-Wertes

Viele Erkrankungen entstehen durch eine Gewebeübersäuerung. Grüne Nahrungsmittel sind stark alkalisierend, sie gleichen den pH-Wert aus, der in der heutigen Zeit so stark in den sauren Bereich verschoben ist.

Kurzkettige Polypeptide

Sie stärken das Immunsystem und bilden Bausteine für das schlanke Bindegewebe, welches die Kraft des Skelett- und Muskelsystems stärkt.

Diese fünf wichtigen Elemente, die in ihrer unnachahmlichen Zusammensetzung in grünen Pflanzen enthalten sind, bewirken in unserem Körper ein kleines Wunder. Die Nährstoffe in grünpigmentierten Nahrungsmitteln sind von großer gesundheitlicher Bedeutung. Durch sie werden die Nährstoffe anderer Nahrungsmittel erst richtig wirksam oder in ihrer Wirksamkeit verstärkt. Die vielfältigen Nährstoffe und sekundären Pflanzenstoffe in dunkelgrünen Pflanzen sind so wirkungsvoll, dass keine andere Kombination synthetischer Medikamente oder Nahrungsergänzungsmittel jemals ihre Heil- und Verjüngungskraft erreichen könnte.

Werden Sie nicht zu einer lebenden Mülldeponie
Nährstoffdefizite sind infolge schlechter Nahrung oder einer falschen Lebensführung weit verbreitet. Chronische Kopfschmerzen, Mattigkeit, Nervosität, Schlaf- und Verdauungsstörungen, Lustlosigkeit, verminderte Leistungsfähigkeit oder depressive Verstimmungen hängen in vielen Fällen mit einem Nährstoffmangel, einer Übersäuerung der Gewebe oder mit einer Fremdstoffüberlastung des Körpers zusammen. Jedes Medikament sowie alle künstlichen Zusatzstoffe in Nahrungsmitteln stellen für den Körper eine Belastung dar. Diese Gifte häufen sich Jahr für Jahr immer mehr an. Auf diese Weise wird der Mensch ganz langsam zu einer lebenden Mülldeponie.

Es gibt kein Medikament, das Sie schlagartig heilt und die Ernährungsfehler vieler Jahre in kurzer Zeit ungeschehen machen kann. Um gesund zu werden, muss die Menge der anfallenden Gifte reduziert werden und die Selbstheilungs- und Reinigungskräfte des Körpers müssen wiederhergestellt werden.

Am Schnellsten und Sichersten ist das durch eine Entgiftungskur mit grünen Pflanzensäften und Algen zu erreichen, außerdem durch regelmäßige und ausreichende Bewegung und eine gesunde Ernährung.

Wenn wir Tag für Tag genügend grüne Nahrungsmittel verzehren, können wir damit ein mächtiges Heilungswunder in unserem Körper auslösen. Kein Medikament und keine Kombination von Nahrungsergänzungen kann dies erreichen. Denn die grünen Pflanzen ernähren und stärken die Zellen unseres Körpers und aktivieren die Selbstheilungskräfte. Wer also regelmäßig Greenfood verzehrt, besitzt eine starke Widerstandskraft gegen Krankheiten.

Chlorophyll, das Wundermittel der Natur

Chlorophyll vernichtet krankmachende Bakterien

Grüne Pflanzen sind mit dem Pflanzenfarbstoff Chlorophyll und vielen anderen Nähr- und Schutzstoffen vollgepackt. Obwohl die heilsamen Eigenschaften des Chlorophylls inzwischen bekannt sind, hat die Pharmaindustrie bislang kein entsprechendes Medikament herstellen können. Kein Labor der Welt kann die Genialität der Natur nachahmen. Keine chemisch hergestellte Tablette kann jemals natürlich gewachsene Produkte ersetzen. Chlorophyll ist wahrscheinlich die mächtigste Substanz, die auf unserer Erde existiert. Chlorophyll ist der Sauerstoffproduzent unseres Planeten, das Blut im Pflanzenreich und sicherlich das faszinierendste Wunder der Natur. Es absorbiert das in den Zellen einfallende Sonnenlicht und speichert auf diese Weise die Kräfte der Sonne. Je frischer die grünen Pflanzen sind, die wir verzehren, desto mehr Lichtenergie und Kraft nehmen wir zu uns.

Der deutsche Chemiker Prof. Dr. Richard Willstätter erhielt 1915 für seine Forschungen über Chlorophyll den Nobelpreis. Andere Wissenschaftler griffen in späteren Jahren seine Erkenntnisse wieder auf, forschten weiter und fanden heraus, dass der Chemismus des Chlorophylls mit dem Hämoglobin (Blutfarbstoff) des menschlichen Körpers nahezu identisch ist. Schließlich wurde durch Laborversuche bestätigt, dass grüne Blätter krankmachende Bakterien im menschlichen oder tierischen Fleischgewebe vernichten oder stark vermindern können.

Ein vergessenes Heilmittel erlebt seine Wiedergeburt

Durch die moderne Medizin gerieten die gesundheitsfördernden Eigenschaften des Chlorophylls lange Zeit in Vergessenheit, genau wie die darüber wichtigen Arbeiten von Prof. Willstätter und Prof. Dr. Hans Fischer, der 1930 den Nobelpreis erhalten hatte. Nachdem in der heutigen Zeit die schädlichen Nebenwirkungen von Antibiotika und anderen Medikamenten nicht mehr zu übersehen sind, erinnert man sich wieder an die mächtigen Nahrungs-, Schutz- und Heilstoffe des Chlorophylls. Dieser grüne Farbstoff, Chlorophyll, besitzt eine enorme Vielzahl gesund machender Eigenschaften. Wenn wir täglich ausreichend chlorophyllhaltige Pflanzen verzehren, benötigen wir keine chemischen Schutzstoffe gegen krankheitsverursachende Bakterien. Wir können viel von der Natur lernen. Kranke Tiere fasten, fressen Gras oder Erde und erholen sich auf diese Weise am Schnellsten von ihren Leiden.

Der Mensch hingegen greift meist schon bei leichten Erkrankungen mit komplizierten und unnötigen Medikamenten in seinen Stoffwechsel ein und bringt damit das Gleichgewicht des ganzen Körpers durcheinander.

Chlorophyll erhöht die Sauerstoffaufnahmevorgänge im Körper um das zwanzigfache

Warum sind manche Menschen so blass und kraftlos? Ihr Blut kann nicht genügend Sauerstoff transportieren. Warum leiden manche Menschen ständig unter kalten Händen und Füßen? Ihr Körper wird mit zu wenig Sauerstoff versorgt.

Grundsätzlich ist der geringe Anteil an grünen Pflanzen in der heutigen Ernährung mitverantwortlich für viele Zivilisationserkrankungen. Je weniger chlorophyllhaltige Pflanzen man verzehrt, desto geringer wird auch die enzymatische Bindung des Sauerstoffs im Körper. Wenn in unserem Körper keine ausreichende Sauerstoffverteilung stattfindet, können die unterschiedlichsten Störungen entstehen.

Durch den täglichen Verzehr von chlorophyllhaltigen Pflanzen stellen wir in unserem Körper eine Umgebung her, in der eine ausreichende Sauerstoffaufnahme begünstigt wird und in der viele Krankheiten erst gar nicht entstehen können. Als Gratis-zugabe erhalten wir zusätzlich mehr Energie, Kraft und Aus-dauer.

Chlorophyll als lebensnotwendiger Blutreiniger

Chlorophyll ist bekannt für seine erstaunlichen Wirkungen als reinigende und entgiftende Substanz. Dem menschlichen Blut sehr ähnlich, ist es ein ausgezeichnetes Heilmittel bei Blutar-mut, Eisenmangel und schlechter Blutqualität. Es normalisiert den Blutdruck, stimuliert die Atmung und hält das Säure-Basen-Gleichgewicht im Körper aufrecht. Außerdem kann Chlorophyll anaerob lebende, krankheitsverursachende Bakte-rien vernichten. Dunkelgrün pigmentierte Pflanzen und Algen enthalten große Mengen an Chlorophyll. Diese natürlichen Pflanzenstoffe reinigen das Blut, hemmen Entzündungen, kräftigen die Abwehrkräfte des Körpers und beseitigen unan-genehmen Körper- und Mundgeruch.

Chlorophyll bei Eisenmangel

Chlorophyll fördert die Produktion der roten Blutkörperchen und ist besser als jedes Eisenpräparat. Ärzte verschreiben in der Regel anorganische Eisenpräparate, die eine sehr schlechte bio-logische Verfügbarkeit besitzen und neben diversen Nebenwir-kungen schlimmstenfalls sogar das Wachstum von Tochterge-schwülsten begünstigen können.

Das organische Eisen in den grünen Pflanzen wird vom menschlichen Körper sehr gut absorbiert. Der Körper kann Eisen nur dann richtig verwerten, wenn er gleichzeitig genü-gend natürliche Vitamine erhält. Durch die Zufuhr grüner Nahrungsmittel ist der Körper in der Lage dazu, das vorhande-ne Eisen in der Nahrung fast vollständig zu verwerten.

Grüne Pflanzen sind reichhaltige Kalziumspender

Kalziummangel führt zu Krampfanfällen (Tetanie), Parodontose, Schmelzdefekten an den Zähnen, Osteoporose, Veränderungen an Haut, Haaren und Nägeln. Besonders Menschen, die häufig phosphathaltige Nahrungsmittel verzehren, können unter Kalziummagel leiden. Jugendliche, die sich bevorzugt von stark phosphathaltigem» Junkfood« ernähren, legen bereits in jungen Jahren den Grundstock für eine spätere Osteoporose. Durch Abführmittel und Diuretika verliert der Körper ebenfalls Kalzium und andere Mineralstoffe. Jugendliche, Schwangere, stillende Mütter, Frauen in den Wechseljahren und Senioren benötigen besonders viel Kalzium. Grüne Pflanzen, ganz besonders Spirulina-Plus, eine synergistische Kombination der Mikroalge Spirulina mit einer Meeresalge, sowie einige grüne Grassäfte gehören zu den absoluten Kalziumbomben. Sie enthalten für den Körper natürliches und leicht zu verwertendes Kalzium, das sich nicht in den Weichteilen ansammelt und zu Verkalkungen führt. Frische Gersten- oder Weizengrassäfte beispielsweise enthalten mehr als zwölfmal so viel Kalzium wie 100 ml Milch.

Besonders kalziumhaltige Lebensmittel:
pro 100 g / 100 ml

Spirulina-Plus-Tabletten	7000 mg*
Alfalfa-Pulver	2100 mg
Gerstengras-Pulver	2100 mg
die Alge Hiziki	1400 mg
die Alge Wakame	1300 mg
Weizengras-Pulver	1300 mg
Alfalfa-Sprossen	1200 mg

* Nur Spirulina-Plus hat so hohe Kalziumwerte. Normale Spirulina-Präparate enthalten 400 mg/100 g.

Green Kamut	1200 mg
Löwenzahn	1100 mg
Sesam-Samen	1100 mg
Emmentaler 45 % i.Tr.	1020 mg
Meeressalat	730 mg
Brennnessel	630 mg
Camembert 30 % Fett i. Tr.	600 mg
Weizenkeimlinge	400 mg
Haselnüsse	226 mg
Gartenkresse	220 mg
Grünkohl	212 mg
Ziegen-/Schafsmilch	130 mg
Kuhmilch	120 mg
Quark	92 mg
Hähnchen	12 mg

Grüne Pflanzen enthalten wertvolles Magnesium
Neben leicht verwertbarem Kalzium benötigt unser Körper auch Magnesium. Obst, Gemüse und vor allem die grünen Pflanzen enthalten große Mengen an biologisch verwertbarem Magnesium. Es entspannt die Blutgefäße und sorgt auf diese Weise für eine bessere Blutzirkulation und verhindert, dass sich Kalzium in den Gelenken und Arterien absetzt. Alle grünen Grassäfte, grünes Blattgemüse, Löwenzahn, Petersilie, Schnittlauch, Alfalfa-Sprossen, Weizenkeimlinge, Bananen, Sonnenblumenkerne, Mandeln, Haselnüsse, getrocknete Feigen und Datteln, rote Beete, Fenchel, Hirse, Mais und Quinoa sind reichhaltige Magnesiumspender. Spirulina-Plus ist ein besonders reicher Magnesiumspender, der Kalzium und Magnesium in praktisch demselben Verhältnis wie im menschlichen Blutplasma enthält.

Grüne Pflanzen enthalten Enzyme, die uns jung und gesund erhalten

Enzyme spielen in unserem Körper eine äußerst wichtige Rolle. Sie erneuern ständig verbrauchte und gealterte Zellen, sie wandeln Nährstoffe in Energie und Zellbauteile um, vernichten Gifte im Körper, heilen Wunden und greifen Krankheitserreger an. Das Fehlen bestimmter Enzyme kann gravierende gesundheitliche Störungen hervorrufen. Oft bemerkt man einen Enzymmangel an Verdauungsstörungen, schlecht heilenden Wunden und an Pigmentveränderungen der Haut.

Der menschliche Körper besitzt nur eine beschränkte Fähigkeit, eigene Enzyme zu produzieren. Bei gesunder Ernährung bildet ein junger Mensch genügend Enzyme in seinem Körper. Wer jedoch häufig Fleisch aus Massentierhaltungen verzehrt, wird schneller anfällig für Krankheiten.

Umweltgifte, Verletzungen, chronische Entzündungen, Genussgifte, Stress und minderwertige Nahrungsmittel führen dazu, dass der Körper vermehrt Enzyme produziert und benötigt. Wenn wir häufig gekochte oder enzymarme Nahrungsmittel zu uns nehmen oder unseren Körper durch eine falsche Lebensweise schwächen, vermindern sich die Enzyme in unserem Körper immer stärker. Das hat zur Folge, dass sich Leber und Bauchspeicheldrüse krankhaft vergrößern, der Körper schneller zu altern beginnt und eine verstärkte Anfälligkeit für verschiedene Krankheiten entsteht. Wenn der Körper seine Enzymproduktion schließlich völlig einstellt, setzt der Tod ein.

Sicher verstehen Sie jetzt, warum es so wichtig ist, den Körper wirklich täglich mit grünen, enzymhaltigen Nahrungsmitteln zu versorgen. Enzyme halten uns nicht nur gesund, sie können auch unser Leben verlängern, weil sie ständig die Giftablagerungen in unserem Körper reduzieren und sogar vollständig abbauen. Außerdem benötigen wir Enzyme zur Stärkung unserer Immunabwehr. Das Immunsystem und das körpereigene Abwehrsystem können nur dann richtig funktionieren, wenn Enzyme in ausreichender Menge vorhanden sind. Eine enzymreiche Nahrung aus grünen Pflanzen ist deshalb bei Krebs, Aids, MS und Herpes besonders zu empfehlen.

Grüne Pflanzen sind Nahrungsmittel, die reich an Verdauungs- und antioxidativen Enzymen sind. Am wichtigsten jedoch ist, dass sie sogar Enzymkomplexe enthalten, die mit den Enzymkomplexen identisch sind, die der Körper selbst produziert.

Ein Enzym wirkt nur, wenn es lebendig ist

Durch das Erhitzen von Nahrungsmitteln werden alle Enzyme zerstört. Sicherlich fällt es Ihnen jetzt wie Schuppen von den Augen, weil Sie merken, wie wenig Enzyme Sie täglich durch Ihre Nahrung aufnehmen. Beim Kochen der Nahrung werden nämlich alle Enzyme zerstört, die für die Verdauung von großer Bedeutung sind. Auch die Mikrowelle zerstört alle Enzyme. Deshalb leiden auch so viele Menschen nach dem Essen unter Blähungen oder Sodbrennen, weil Enzyme fehlen, die bei der Verdauung der Nahrung helfen.

Tiere in freier Natur essen ihre Nahrung immer roh, daher kennen sie auch keine Stoffwechselprobleme. Wer sich überwiegend von totgekochter Nahrung ernährt, wird schneller krank und altert frühzeitiger, denn nur durch lebendige Nahrung werden die Zellen unseres Körpers optimal versorgt.

Vielleicht begreifen Sie jetzt, dass eine vitale Gesundheit und ein jugendliches Aussehen von der ständigen Zufuhr lebendiger Enzyme abhängen. In Rohkost, frischen grünen Pflanzen und Greenfood-Produkten sind diese lebenswichtigen Enzyme reichhaltig enthalten.

Stoppen Sie die schleichende Vergiftung in Ihrem Körper, und entscheiden Sie sich für Gesundheit, Kraft und Wohlbefinden

Die grünpigmentierten Nahrungsmittel reinigen das Blut, entgiften den Körper und helfen Ihnen, einen gesunden und kraftvollen Zustand wiederherzustellen. Sie sind mit Abstand die wichtigsten und wertvollsten Nahrungsmittel, die wir besitzen. Das richtige Funktionieren der vielfältigen Stoffwechselvorgänge in unserem Körper hängt mit der richtigen Nährstoffzufuhr zusammen. Auch die Funktion des Immunsystems, das uns vor dem Eindringen krankheitsverursachender Keime schützt, ist abhängig von Nährstoffen. Es ist für unsere Gesundheit also keinesfalls egal, was wir essen. Mit Sicherheit ist die Vollwertkost der denaturierten Zivilisationskost vorzuziehen. Man sollte jedoch bedenken, dass eine Kost, die überwiegend aus Körnern oder Getreidenahrung besteht, auch zu verschiedenen Krankheiten führen kann. Samen, Nüsse und Getreidekörner besitzen wichtige Nährstoffe, sie sind jedoch arm an Chlorophyll und Kalzium. Das Getreidekorn ist wie eine natürliche Konserve, in der die Inhaltsstoffe über einen längeren Zeitraum erhalten bleiben. Im ungekeimten Zustand sind die Inhaltsstoffe des Korns für unseren Verdauungstrakt nur schwer zugänglich, da unser Körper keine Zellulose abbauenden Enzyme besitzt. Außerdem enthält Vollwertgetreide Klebereiweiß, auch Gluten genannt. Dieses Klebereiweiß wirkt im Körper wie Kleister und verklebt die Darmzotten, dadurch wird die Nahrungsverwertung immer weiter eingeschränkt. Die klebrigen Säuren, die in Brot- und Getreideprodukten und auch in Kartoffeln enthalten sind, verstopfen mit der Zeit die Lymph- und Filtriersysteme des Körpers. Um sich selbst zu heilen, versucht der Körper dann diesen »Kleister« durch Erkältungen oder andere Erkrankungen wieder hinauszubefördern. Wer auf seinen Speisezettel überwiegend Körnernahrung schreibt, sollte diese Nachteile in Betracht ziehen, denn das säurebildende Getreide bewirkt außerdem, dass den Knochen Kalzium entzogen wird.

Der bekannte Heilpraktiker Alfred Dorschner schrieb in seinem Buch »Naturheilkunde ein Weg für Dich«:

»Durch 90-prozentige Getreideernährung gingen Tausende von Häftlingen elendig zugrunde. Die furchtbare Gärung (!!), ausgelöst durch eine einseitige Zerealienernährung mit dem dadurch bedingten Sauerstoffunterdruck und absolutem Sauerstoffmangel, war die Ursache. Erst ein Esslöffel voll eisenhaltiger, grüner, frischer Brennnesselsubstanz (als tägliche Zusatznahrung) rettete vielen das Leben.«

Diese Geschichte schildert einleuchtend, dass für Menschen, die häufig Getreide und Brotprodukte essen, die Zufuhr grüner Nahrungsmittel ganz besonders wichtig ist. Wenn ein Korn nur zwei Tage keimt, wird das schädliche Klebereiweiß weitgehend abgebaut. Hinzu kommt, dass der Keimling während des Keimvorgangs seinen Vitamin- und Enzymgehalt um das vier bis fünffache erhöht.

Warum pflanzliches Eiweiß gesünder ist als tierisches Eiweiß
Immer wieder hört man den Satz: »Ein kräftiger und großer Mann, der körperlich viel leistet, braucht eine anständige Portion Fleisch, um bei Kräften zu bleiben.« Viele Menschen wissen nicht, dass 70 Prozent des tierischen Eiweißes vom Körper nicht richtig verwertet werden, weil beim Erhitzen wichtige Enzyme zerstört werden. Im Körper sind alle Aminosäuren in der L-Form aufgebaut. Das bedeutet, die Moleküle sind linksdrehend. Wenn Nahrungsmittel nun erhitzt oder industriell verarbeitet werden, verwandeln sich die Aminosäuren in

rechtsdrehende Moleküle. Diese rechtsdrehenden Moleküle, auch D-Aminosäuren genannt, kann der Stoffwechsel nicht richtig verwerten. Wichtig ist also nicht die Menge, sondern die richtige Verwertung der Eiweißnahrung.

Pflanzliches Eiweiß kann unser Körper viel besser verwerten
Sie können sich auch mit Gemüse und Rohkost eiweißreich ernähren. Eine gemischte Gemüseplatte enthält alle Aminosäuren, die Ihr Körper benötigt. Rohkost enthält mehr Eiweiß als gekochtes Gemüse. Besonders viel Eiweiß ist in Mais, Bohnen, Rohkost und Hülsenfrüchten enthalten. Wer täglich das wertvolle Spirulina verzehrt − der Eiweißspender par excellence −, braucht sowieso nicht zu befürchten, dass er unter einem Eiweißmangel leiden wird.
Leider glauben immer noch viele Leute, pflanzliches Eiweiß sei minderwertiger. Aus diesem Grund wird tierisches Eiweiß, zu dem Fisch, Fleisch, Eier und Milchprodukte gehören, in der heutigen Zeit im Übermaß verzehrt. Der tägliche Eiweißbedarf eines Erwachsenen liegt je nach Körpergewicht zwischen 24 und 56 g. Je weniger wir uns bewegen, umso geringer ist unser Eiweißbedarf. Viele Menschen nehmen täglich zehnmal soviel Eiweiß zu sich, wie sie eigentlich benötigen.
Professor Dr. med. Lothar Wendt stellte bei seinen Forschungen fest, dass der Mensch das überschüssige Eiweiß an den Blutgefäßen, den feinen Kapillaren und in der Leber ablagert und diese mehr und mehr verstopft. (1)
Ferner fand er heraus, dass sich nach dem Verzehr von tierischem Eiweiß die Anzahl der Leukozyten um das zwei bis dreifache erhöht, während sich die roten Blutkörperchen verringern. Die daraus resultierende mangelnde Sauerstoffzufuhr führt meist kurz nach dem Essen zu Müdigkeit und Erschöpfung. Aus diesem Grund fühlen wir uns nach einer üppigen

Mahlzeit so kraftlos und müde. Wenn wir jedoch leicht verdauliches Pflanzeneiweiß verzehren, kann unser Körper das fast vollständig verwerten, ohne dass dabei übersäuernde und schädliche Abfallprodukte entstehen. Beim Abbau von tierischem Eiweiß, ganz besonders bei Fisch und Fleisch, entstehen schädliche Säuren, die den Körper stark belasten und zu diversen Krankheiten führen können. Pflanzeneiweiß hinterlässt diese schädlichen Stoffwechselschlacken nicht, denn es ist schnell verdaulich und belastet die Verdauungsorgane nicht.

Fleischesser werden schneller krank
Viele Menschen essen täglich bedenkenlos Fleisch, weil es ihnen gut schmeckt. Sie haben keine Ahnung, welche krankheitsverursachende Nahrung sie damit zu sich nehmen.

Bereits das Futter, mit dem die Tiere gemästet werden, ist in vielen Fällen minderwertig oder zum Teil sogar vergiftet (Fischmehl, das aus Fischen von PCB belasteten Gewässern kommt).

Zusätzlich werden die Tiere in ihrem kurzen Leben innerlich und äußerlich mit einer Flut von toxischen Chemikalien behandelt. Die meisten Tiere werden mit extrem giftigen Substanzen abgespritzt, um die Parasiten abzutöten, die in den engen und unhygienischen Zuchthallen massenweise auftreten.

Alle diese Gifte werden im Fettgewebe der Tiere gespeichert, das wir bedenkenlos verzehren. Diese giftigen Chemikalien reichern sich im Fettgewebe der Tiere in viel höherem Maße an als Pestizide in Obst und Gemüse. »Allein in den USA werden jährlich mehr Tiere geschlachtet, als die ganze Erde Einwohner hat. Wenn dort nur zehn Prozent weniger tierisches Eiweiß verzehrt würde, könnte durch den Getreidebau auf den frei

werdenen Flächen mehr als eine Milliarde Menschen ernährt werden. Laut der Earth Save-Foundation sterben gegenwärtig weltweit täglich 38.000 Kinder an Unterernährung, und 1991 sind über 20.000.000 Menschen verhungert.« (2)
Es gibt jedoch noch eine ganze Menge anderer Gründe, warum man seinen Fleischkonsum reduzieren sollte. Sofort nach dem Schlachten entstehen im Fleisch jede Menge Leichengifte. In einem Gramm Schweinefleisch befinden sich zirka 2.900.000 Fäulnisbakterien. Es ist nicht verwunderlich, dass die Leute, die an Darmkrebs sterben, häufig jahrelang in hohen Mengen tierisches Eiweiß verzehrt haben.
»Nach Untersuchungen führen 200 g Fleisch durch die im Darm entstehende Fäulnisbildung zur Bildung einer solchen Menge Krebs erregender Substanzen, wie im Rauch von 19 Zigaretten enthalten ist.« (3)
Wenn dem Körper durch falsche Ernährung nicht ausreichend Enzyme zugeführt werden, verfault das Fleisch in den Därmen und vergiftet auf langsame und schleichende Weise den ganzen Körper. Hinzu kommt, dass das Eiweiß des Fleisches durch den Koch- oder Bratvorgang gerinnt und für den Körper schwer verdaulich wird. Für Leute ohne regelmäßigen Stuhlgang ist das umso gefährlicher, da der giftige Speisebrei dann oft tagelang im Darm liegt.
Wer nicht auf seine Portion Fleisch verzichten möchte, sollte wenigstens eine halbe rohe grüne Papaya nach einer Mahlzeit zu sich nehmen. Der starke Enzymgehalt in der Papaya hilft das Fleisch schneller und besser zu verdauen, sodass weniger schädliche Zersetzungsprodukte im Darm auftreten.
Und noch ein Tipp: Kaufen Sie Ihr Fleisch beim Biometzger, es schmeckt nicht nur besser, es ist auch weniger schädlich. Biowurst hat außerdem einen viel höheren pH-Wert als herkömmliche Wurst.

Grüne Säfte oder Milch?

Obwohl sich viele Leute nach dem Verzehr von tierischem Eiweiß recht unbehaglich fühlen und manchmal auch krank davon werden, möchten sie nicht auf den Konsum ihrer Lieblingsspeisen verzichten.

Besonders hartnäckig hält sich der Irrglaube, das wertvolle Kalzium in den Milchprodukten sei für die Menschen unverzichtbar. Da die meisten Leute täglich ausreichend Milchprodukte in irgendeiner Form verzehren, ist es verwunderlich, dass das Krankheitsbild der Osteoporose immer häufiger auftritt. Woran mag das wohl liegen? Obwohl Milchprodukte einen hohen Kalziumanteil enthalten, kann der menschliche Körper dieses Kalzium nur zu einem geringen Teil resorbieren. Weltweite Studien haben das inzwischen bewiesen. Das Kalzium der Milchprodukte setzt sich an den Wänden der Blutgefäße fest und verhärtet die Arterien. Auf diese Weise führt die Milch zur vorzeitigen Verkalkung und Vergreisung. Außerdem ist es für den menschlichen Körper gar nicht so einfach, das artfremde Eiweiß zu verwerten. Das in der Kuhmilch befindliche Kaseineiweiß muss nämlich vom menschlichen Organismus mit einem sehr hohen Arbeitsaufwand in die einzelnen Aminosäuren zerlegt werden.

Es ist schon seit längerer Zeit bekannt, dass fast die Hälfte der Bundesbürger allergisch auf artfremdes Milcheiweiß reagiert. Sicher denken Sie jetzt: Milch hat man aber schon zu allen Zeiten getrunken, und früher gab es diese Allergien nicht. Das hat sich inzwischen aus mehreren Gründen geändert. Früher wurde die Milch direkt ganz frisch vom Bauern geholt. Heute wird sie pasteurisiert und homogenisiert. Wenn Milch über 60° C erhitzt wird, gehen wichtige Enzyme verloren, die der Körper zur Verdauung benötigt. Hinzu kommt, dass Eiweiß durch Hitze in seiner Form völlig verändert wird. Das kann jeder, der ein Ei in der Pfanne brät, leicht beobachten. Geronnenes Eiweiß ist für den

Körper schwer verdaulich. Erhitzte Milchprodukte führen zu Verschleimungen der Atemwege, zu Verschlackungen der Lymphe und bewirken Eiweißfäulnis im Darm.

Wenn Menschen Milchprodukte nicht richtig verdauen können, wird das in Fachkreisen als »Laktoseüberempfindlichkeit« bezeichnet. 90 Prozent aller asiatischen Erwachsenen besitzen diese Laktoseunverträglichkeit. In Asien trinken die Menschen kaum Milch und haben trotzdem kräftige Knochen und Zähne. Uns gaukelt die Milchindustrie jedoch täglich vor, dass wir ohne das wertvolle Kalzium in der Milch nicht existieren könnten. Dabei rufen das in der Milch enthaltene Kasein und ß-Laktoglobolin bei vielen Kindern und Erwachsenen Allergien hervor. Grüne Pflanzensäfte hingegen sind sehr verträglich und enthalten leicht verwertbares Kalzium, das sich nicht in den Arterien und Weichteilen ansammelt und zu Versteifungen des Körpers führt. Pflanzeneiweiß ist eine leicht verdaubare Nahrung, die besonders für Kranke, Schwangere, Kinder und ältere Leute zu empfehlen ist.

Vitamin- oder Mineraltabletten – der einfachere Weg?
Ist es nicht einfacher, Vitamin- oder Mineraltabletten zu schlucken, wenn man etwas für seine Gesundheit tun möchte? Viele Menschen verspüren das Bedürfnis, etwas Gutes für ihre Gesundheit zu tun. Vitaminpillen sind schnelle und angenehme Helfer, die unser Gewissen beruhigen, wenn wir nicht so gesund leben, wie wir es uns häufig vornehmen. Der Glaube, dass durch die Einnahme von künstlichen Vitaminen der Gesundheitszustand verbessert wird, gesundheitliche Probleme behoben werden und sogar das Alter verlängert wird, ist weit verbreitet. Dennoch machen viele Leute die Erfahrung, dass sie sich trotz ständiger Vitamineinnahmen nicht wesentlich wohler fühlen. Das

liegt daran, dass Vitamine nur in Synergie mit anderen Nähr-stoffen arbeiten. Isoliert verabreicht besitzen sie nur eine unzu-reichende Wirkung. Wichtig ist die Wechselwirkung zwischen den einzelnen Nährstoffen und nicht die Wirkungen einzelner Nährstoffe. Schauen Sie sich doch einmal in der Natur um. Alles hängt mit allem zusammen. Sobald der Mensch eingreift und das Gleichgewicht in irgendeiner Form verändert, hat das sofort Auswirkungen auf viele andere Bereiche in der Natur. Ähnlich verhält es sich in unserem Körper.

Für einige Menschen ist eine kurzfristige Vitamin- oder Mine-ralstoffsubstitution durchaus zu empfehlen, vor allem dann, wenn ein akuter Mangel ausgeglichen werden soll. Bedenklich wird der Vitaminkonsum jedoch dann, wenn künstliche Vitami-ne oder Mineralien über einen längeren Zeitraum eingenommen werden. Synthetische Vitamine werden im Labor hergestellt. Sie werden vom Körper nicht immer vollständig aufgenommen und können deshalb den Nierenstoffwechsel belasten. Nur die Pflan-ze bildet basische, organische Mineralien, die der Körper voll-ständig verwerten kann.

Unser Organismus ist darauf programmiert, Vitamine, Minera-lien und Spurenelemente in ihrer natürlichen Form aufzuneh-men. Labormineralien lagern sich im Körper an Cholesterinkri-stalle an und verhärten und verengen die Gefäße. Natürliche Pflanzenmineralien hingegen werden vom Körper vollständig verwertet und ausgeschieden. Gekochte Nahrung, Trink- oder Mineralwasser enthalten auch anorganische Mineralien, die sich als Kalk in den Gelenken, Adern und im Gehirn ablagern. Wer-fen Sie doch einmal einen Blick in Ihren Wasserkessel, dann wis-sen Sie was ich meine. Krankheiten wie Arteriosklerose, Arthri-tis, Arthrose, Nieren- und Gallensteine können nur dann entste-hen, wenn der Körper mit anorganischen Stoffen überlastet wird. Sicher verstehen Sie jetzt, dass Mineralwasser und anorganische Mineralstoff-Tabletten gar nicht so gesund sind. Viel gesünder und wirkungsvoller ist es, den Mineral- und Vitaminbedarf durch grüne Pflanzen, grüne Grassäfte und frisches Obst und Gemüse zu decken. Wenn Sie Ihren Mineralbedarf auf diesem natürlichen Weg decken, dann können Verkalkungen im Körper gar nicht erst entstehen, weil bei diesen Nahrungsmitteln die Mineralstoffe und Spurenelemente in organisch gebundener Form vorliegen. Wenn Sie viel Wasser trinken, ziehen Sie ein mineralarmes Wasser vor, wie zum Beispiel Spa oder Volvic. Künstliche Vitamine und Mineralien können die lebendige Kraft der natürlichen Vitamine niemals erreichen. Das ausgeklügelte und perfekte Zusammenspiel der einzelnen Enzyme, Vitamine, Katalysatoren und Nährstoffe untereinander kann niemals chemisch hergestellt werden.

Künstliche Vitamine und Mineralien sind Fremdstoffe für den Körper, die zwar schnell ein Defizit ausgleichen, aber längerfristig gesehen den Organismus belasten und sein Gleichgewicht stören. Hier nur einige Beispiele, warum das so ist:
Wer hohe Dosen von isoliertem Vitamin C zu sich nimmt, muss damit rechnen, dass Folsäure und Vitamin B12 ausgespült werden. Eine zu hohe Dosis Vitamin B1 kann zu einem Mangel an anderen Vitaminen aus der B-Gruppe führen. Anorganische Eisenpräparate dürfen nicht mit Vitamin E kombiniert werden. Kalzium-Tabletten sollten immer in Verbindung mit Magnesium eingenommen werden. Wer mehr als 750 mg Vi-tamin C täglich zu sich nimmt, sollte zusätzlich ein Magnesiumpräparat einnehmen, damit sich keine Nierensteine bilden können. Hohe Vitamin-C-Dosen können die Ergebnisse von Laboruntersuchungen verändern.

Mit dieser Liste, die ich noch weiter ergänzen könnte, will ich Ihnen nur zeigen, dass es nicht ungefährlich ist, Vitamine oder Mineralien ohne genaue Informationen zu schlucken.

II. Welche grünen Pflanzen sind für den menschlichen Körper besonders wertvoll?

Wenn Sie die nun folgenden grünen Pflanzen in Ihren Speiseplan aufnehmen, dann verzehren Sie das Beste, was die Natur zu bieten hat.

1. Algen – die wertvollen Geschenke des Wassers

In Küstenregionen sind Algen als wertvolle Nahrungsmittel weitverbreitet. Auch bei uns werden sie zunehmend beliebter. Sie sind ballaststoffreich und kalorienarm und besitzen einen sehr hohen Nährstoffwert.

Es gibt zirka 30.000 verschiedene Algen, und nur 800 davon sind erforscht. Sie sind von großer ökologischer Bedeutung, da nahezu das gesamte Leben im Wasser von Algen abhängig ist. Aber auch für unsere Gesundheit besitzen sie einen unschätzbaren Wert, denn sie enthalten die Kräfte des Meeres in hoher Konzentration. Meeresalgen enthalten mehr Vitamine und Mineralien als jedes andere Naturprodukt.

Wenn man bedenkt, dass Algen bis zu zwanzigmal mehr Mineralstoffe und Vitamine enthalten als Obst und Gemüse, dann kann man sie als wahre Gesundheitsbomben bezeichnen. Da die meisten Algen ihre Mineralien und Spurenelemente in fein gelöster Form enthalten, werden sie vom Körper besonders leicht aufgenommen. Ihr hoher Jodgehalt regt die Schilddrüse an und bringt den Stoffwechsel auf Touren. Das wiederum hat zur Folge, dass die Nahrung schneller verbrennt und sich keine überflüssigen Pfunde ansammeln können. Weil Algen fast keine Kalorien enthalten und im Magen aufquellen, sind sie eine ideale Nahrung für Leute mit Gewichtsproblemen. Algen enthalten neben wertvollem und leichtverdaulichem Eiweiß reichlich Ballaststoffe, die für eine gute Verdauung sorgen. Außerdem sind sie in der Lage, unser Blut zu reinigen, die Haut zu straffen, die Zellen zu erneuern und die Durchblutung anzuregen.

Algen werden eingeteilt in Rotalgen, Braunalgen und Grünalgen
Die bekanntesten Grün- und Blaualgen sind unter den Namen Spirulina, Chlorella, Awo-nori, Ohashi-nori und Meersalat bekannt. Die bekanntesten Rotalgen sind unter den Namen Dulse, Nori und Knorpeltang erhältlich. Zu den Braunalgen gehören die Algen Wakame, Hiziki, Kombu, Meeresspagetti, Knotentang und Blasentang. Algen werden auf vielen Gebieten eingesetzt. Nicht nur im medizinischen oder kosmetischem Bereich sind sie sehr beliebt, auch in der Landwirtschaft und Tiermedizin werden sie geschätzt. Hinter den geheimnisvollen Zusatzstoffen E 400 bis E 407, die man häufig auf den Verpackungen unterschiedlicher Nahrungsmitteln findet, verbergen sich keine chemischen Konservierungsmittel, wie viele vielleicht glauben, sondern natürliche Geliermittel, die aus Algen hergestellt werden.

Die Mikroalge Spirulina

Unter den vielen verschiedenen Algen nimmt Spirulina eine ganz besondere Rolle ein, da ihre Nährstoffe in einem unnachahmlich wohlabgestimmten Verhältnis zusammengestellt sind. Nur die Natur kann ein solches Wunder vollbringen. Keine Substanz, die chemisch im Labor hergestellt wurde, könnte jemals auch nur annähernd dieses perfekte Nährstoffverhältnis von Spirulina erreichen. Spirulina ist eine mikroskopisch kleine Blaualge, die mit einem Alter von dreieinhalb Milliarden Jahren zu den ältesten pflanzlichen Organismen der Erde zählt. Bereits im alten Mexiko wurde sie von den Azteken und Mayas als Nahrung verwendet. In neuester Zeit ist sie wegen ihrer immunstimulierenden Wirkung in das Interesse der Wissenschaft gerückt. Spirulina ist eine Pflanze ohne Wurzeln, Blätter, Samen, Blüten oder Früchte. Eine Pflanze, die zu hunderten in einem einzigen Wassertropfen wächst, kaum groß genug, um sie mit dem bloßen Auge zu erkennen – und doch enthält sie mehr als 100 synergistische Nährstoffe und ist unbestreitbar die reichste und kompletteste Quelle vollkommen organischer Nahrung der Welt. Spirulina wächst unter dem Einfluss intensiver Sonnenbestrahlung in stark salzhaltigen, alkalischen Binnenseen in subtropischen Gebieten. Ihr hoher Chlorophyllgehalt wird selbst von dunkelgrünem Gemüse nicht erreicht. Die zahlreichen wertvollen Nährstoffe, die in Spirulina enthalten sind, sind leicht verdaulich und belasten den Organismus nicht. Immer mehr Menschen auf der ganzen Welt nehmen Spirulina als Nahrungsergänzungsmittel, um ihre Gesundheit zu erhalten, zu stärken und zu schützen.

Spirulina wird zu Recht als Powernahrung bezeichnet, denn sie enthält Nährstoffe in sehr hohen Konzentrationen
Die blaugrüne Alge enthält mehr hochwertiges pflanzliches Eiweiß als jedes andere Lebensmittel. Das besondere an Spirulina ist, dass sie alle essentiellen und nicht essentiellen Aminosäuren enthält, die für den Körper äußerst wichtig sind. Außerdem enthält Spirulina fünfundzwanzigmal mehr Karotin als Karotten, fünfzehnmal mehr Eisen als Rinderleber, dreimal

mehr Vitamin B12 als Rinderleber, dreimal mehr Vitamin E als Weizenkeime, viermal mehr Kalzium als Milch, dreimal mehr Eiweiß als Fleisch oder Fisch (und dabei 95 Prozent verdaubar), und mehr Gamma-Linolensäure als Nachtkerzenöl.

Besonders beeindruckend ist, dass Spirulina Vitamin B12 enthält, das man nur selten in Pflanzen findet. Das ist ganz besonders wichtig für Vegetarier und Veganer. Stillende Mütter, die vegan leben, brauchen nicht zu befürchten, dass ihr Baby unter einen Vitamin-B12-Mangel leiden wird, wenn sie Spirulina einnehmen. Auch für Neurodermitiker und Menschen, die unter Arthritis leiden, ist Spirulina eine wertvolle Nahrungsergänzung, denn sie ist die reichste Lebensmittelquelle für Gamma-Linolensäure (GLS). GLS hilft außerdem, Cholesterinwerte und hohen Blutdruck zu senken.

Gegenüber den Meeresalgen ist Spirulina fast jodfrei und kann deshalb auch bedenkenlos bei Schilddrüsenüberfunktion eingenommen werden. Der Verzehr eines gesunden Nahrungsmittels reguliert alle Funktionen in unserem Körper auf optimale Weise und schenkt unserem Körper genau das, was er zur Gesunderhaltung benötigt. Aus diesem Grund kann Spirulina bei vielfältigen Beschwerden eingesetzt werden.

Die vielen positiven Eigenschaften von Spirulina
Natürliche Stärkung für das Immunsystem

Spirulina stärkt das Immunsystem, indem es die Lymphozytenaktivität steigert. Versuche, die im Institut für Immunologie und Genetik des Deutschen Krebsforschungszentrums durchgeführt wurden, haben ergeben, dass diese Mikroalge einen immunstimulierenden Einfluss auf den menschlichen Organismus ausübt.

Die in Spirulina enthaltenen Aminosäuren Zystein, Glutaminsäure und Glycin besitzen antioxidative Eigenschaften und sind damit in der Lage, die schädlichen Wirkungen von Röntgenstrahlen zu mildern.

Spirulina in der Krebstherapie

Weltweite Studien von Ernährungswissenschaftlern belegen die virus- und krebshemmende Wirkung in Spirulina. Der hohe Gehalt an Beta-Karotin und Gamma-Linolensäure in Spirulina hemmt das Wachstum von Krebszellen. Beta-Karotin kann Freie Radikale unschädlich machen. Es regt die Zellen der körpereigenen Abwehr an, vor allem die Makrophagen (Fresszellen), die bereits entstandene Krebszellen vernichten können.

Der hohe Gehalt an gemischten Karotinoiden in Spirulina wirkt sich besonders günstig für Menschen mit Bronchial- oder Lungenkrebs aus. Studien haben bewiesen, dass für Raucher, die regelmäßig gemischte Karotinoide einnehmen, ein geringeres Risiko besteht, an Krebs zu erkranken.

Karotinoide schützen außerdem die empfindlichen Magen- und Darmschleimhäute und sollten deshalb besonders während und nach einer Strahlen- und Chemotherapie eingesetzt werden. Eine neue Studie an der Harvard School of Dental Medicine hat gezeigt, dass Spirulina-Extrakte bei Hamstern Mundkrebs derart schnell und vollständig auslöschen können, dass die Forscher kaum ihren Augen getraut haben.

Spirulina bei viralen Erkrankungen

Japanischen Forschern ist es gelungen, aus Spirulina das sogenannte »Kalzium-Spirulan« zu isolieren. Kalzium-Spirulan verhindert in Zellkulturen die Replikation von HIV-, Herpes simplex-, Zytomegalievirus (HCMV), Grippe-Virus, Mumps-Virus und anderen Viren, ohne dabei menschliche Zellen zu schädigen.

Eine Wohltat für den Magen- und Darmtrakt
Spirulina bewirkt eine Verbesserung der Verdauung und Aus-
wertung der Nahrung. Die Mikroalge hat eine positive Wirkung auf den Darm, weil sie das Wachstum der guten Lakto-
bazillen wie Acidophilus und Bifidio fördert und viele wichtige
Enzyme enthält, die für eine gesunde Verdauung unentbehrlich
sind. Spirulina wird vom menschlichen Körper außerordentlich
gut absorbiert. Es enthält keine unverdaulichen Substanzen.
Das ist besonders wichtig, weil der Körper für keine andere
Körperfunktion so viel Energie benötigt wie für die Verdauung.
Die Zellwände dieser Mikroalge bestehen aus sehr dünnen,
natürlichen Zuckern, die sich beim Kontakt mit Feuchtigkeit
und Verdauungsenzymen leicht auflösen. Innerhalb von Sekun-
den werden konzentrierte Nährstoffe und Enzyme in das Blut
aufgenommen, ohne dass ein Energieverlust entsteht.

Der natürliche Hautschutz
Spirulina enthält alle bekannten Antioxidantien und wichtigen
Enzyme, die unsere Haut von innen vor Sonnenschäden schüt-
zen. Wenn im Sommer sehr hohe Ozonwerte erreicht werden,
decken 25 Tabletten Spirulina-Plus den Bedarf an gemischten
Karotinoiden.

*Der hohe Chlorophyllgehalt in Spirulina reinigt das Blut und ent-
giftet den Körper*
Spirulina reinigt das Blut und entgiftet den Körper. Die Haut
wird rein und klar, unangenehmer Körpergeruch verschwindet,
und das Haar wird kräftig und glänzend.

Spirulina senkt den Cholesterinspiegel
Durch den hohen Gehalt an Gamma-Linolensäure kann
Spirulina die Cholesterinwerte senken.

Der Körper enthält mehr Sauerstoff durch Spirulina
Durch den hohen Chlorophyllgehalt in Spirulina wird die Sauerstoffaufnahme des Blutes enorm verbessert. Spirulina ist ein ganz natürliches Nahrungsmittel, das auch bei Dauerverzehr keine schädlichen Nebenwirkungen aufweist.
Blasse und kränkelnde Kinder bekommen durch Spirulina wieder Appetit und entwickeln sich zu gesunden Prachtkindern.

Spirulina bei Diabetes
Aus Fallstudien geht hervor, dass Spirulina eine normalisierende Wirkung auf den Blutzuckerspiegel ausübt. Gute Erfolge wurden bei Altersdiabetes festgestellt.

Leicht verdauliches Eiweiß, eine Wohltat für kranke Menschen
Spirulina ist eine leicht verdauliche Nährstoffquelle mit besonders viel hochwertigem und leicht verdaulichem Eiweiß. Kranke Menschen dürfen ihren Verdauungstrakt nicht noch zusätzlich mit schwer verdaulicher oder Krebs erregender Nahrung belasten.

Spirulina ist reine Natur, ein ideales Nahrungsergänzungsmittel für Allergiker
Auch bei Nahrungs- und Arzneimittelallergien ist Spirulina einsetzbar. Neurodermitiker berichteten nach der Einnahme von Spirulina über eine Besserung und über weniger Juckreiz.

Die blaugrüne Alge tut Ihren Augen gut
Brennen der Augen, trockene Augen, Lichtempfindlichkeit, Nachtblindheit oder Überanstrengung der Augen durch häufige Computerarbeit kann durch einen Beta-Karotin-Mangel bedingt sein. Spirulina ist eine reichhaltige Quelle für natürliches Beta-Karotin.

Spirulina besitzt entzündungshemmende Eigenschaften
Die enzündungswidrigen Eigenschaften von Spirulina liegen
vermutlich in ihrem hohen Anteil an Gamma-Linolensäure.
Die positiven Eigenschaften von Spirulina bei rheumatischen
Erkrankungen werden durch viele Erfahrungsberichte bestätigt. Wissenschaftlich sind die antirheumatischen Wirkungen jedoch noch nicht nachgewiesen.

Spirulina – ein Schutz vor gefährlichen Strahlen
An Zellkulturen und Versuchstieren wurden übereinstimmend
die immunstimulierenden Eigenschaften Spirulinas festgestellt.
Aber auch Versuchsreihen mit Tschernobyl-Kindern haben
gezeigt, dass Spirulina dazu in der Lage ist, sowohl das zellulä-
re wie auch das humorale Immunsystem zu stimulieren.
Auch die zum Immunsystem gehörigen Organe, wie Milz,
Thymus, Lymphknoten und Knochenmark, werden durch die
Mikroalge angeregt. Während und nach einer Strahlentherapie
ist die Einnahme von Spirulina ganz besonders zu empfehlen.

Spirulina – die Nährstoffbombe, die fit und vital hält
Jeder der sich gesundheitsbewusst ernähren möchte, kann
Spirulina als Nahrungsergänzungsmittel einnehmen. Unentbehrlich ist es für Menschen, die täglich die normale Zivilisationskost verzehren. Schwangere und stillende Mütter, Kinder
und Senioren profitieren ganz besonders von den positiven
Eigenschaften dieser Mikroalge. Sie ist außerdem als Aufbau-
nahrung während und nach Krankenhausaufenthalten oder
Operationen sehr zu empfehlen. Auch Krebspatienten, die
durch die totgekochte Krankenhauskost zu wenig Nährstoffe
erhalten, sollten Spirulina besonders nach einer Chemo- und
Strahlentherapie regelmäßig einnehmen. Auch als Nahrungsergänzungsmittel bei Diäten oder Fastenkuren hat sich Spiruli-

na bestens bewährt. In Berufen, in denen vermehrt Aufmerksamkeit, Leistung und Ausdauer gefordert wird, oder vor Prüfungen, ist Spirulina unverzichtbar. Sie versorgt den Körper schnell mit Energie, ohne das Verdauungssystem zu belasten. Spirulina bewirkt eine geistige und körperliche Leistungssteigerung sowie eine bessere Lernfähigkeit bei Erwachsenen und Kindern. Bei regelmäßiger Einnahme wächst die innere Ausgeglichenheit, während Stresssymptome abklingen. Gestresste Geschäftsleute, Ärzte oder andere Leute, die häufig in Eile und unter Stress eine schwer verdauliche Mahlzeit hinunterschlingen und sich danach nicht nur müde und unwohl fühlen, sondern auch ihrer Gesundheit schaden, sind mit Spirulina-Tabletten oder -Drinks viel besser bedient. Durch ihren ungewöhnlich hohen Nährwert kann Spirulina eine Mahlzeit vollständig ersetzen.

Spirulina in Tablettenform oder als Pulver
Da wir Spirulina nicht im frischen Zustand verzehren können, sind wir auf Spirulina-Pulver oder -Tabletten angewiesen. Durch die sogenannte Kirlian-Fotografie konnte nachgewiesen werden, dass Spirulina selbst in Tabletten- oder Pulverform noch eine starke energetische Strahlungskraft besitzt.
Dosierung:
Spirulina-Tabletten: In der Regel nimmt man täglich 10–15 Tabletten mit 1/4 Liter Wasser vor der Mahlzeit ein (am besten verteilt auf drei Portionen). Bei starken Belastungen (Stress) oder Krankheit kann die Dosis ohne weiteres auf täglich 25 Tabletten erhöht werden.
Pulver: Aus dem Pulver kann man sättigende Drinks oder raffinierte Speisen herstellen. Am besten schmeckt Spirulina eingerührt in Apfelsaft oder weißen Traubensaft. Dreimal täglich einen leicht gehäuften Teelöffel in Flüssigkeit einrühren.

Essalgen

Zahlreiche Algensorten finden seit Jahrhunderten in der chinesischen Küche Verwendung. Auch bei uns werden sie zunehmend beliebter, weil sie wertvolle Nährstoffe besitzen, wenig Kalorien, aber viele wertvolle Proteine enthalten.

Algen sind sehr alkalisch und schützen somit den Körper vor der schädlichen Übersäuerung. Man kann nicht nur sehr schmackhafte Gerichte aus ihnen herstellen, sie halten auch noch schlank und beugen der Verstopfung vor.

Essalgen enthalten reichlich natürliches Jod. Für die Schilddrüse ist dieser Mineralstoff unentbehrlich. Durch die erdgeschichtliche Entwicklung sind die Böden in bestimmten Teilen Deutschlands besonders ausgelaugt und jodarm. Einheimische Pflanzen liefern daher kaum diesen lebensnotwendigen Grundstoff, sodass besonders Leute, die an einer Schilddrüsenunterfunktion leiden, auf das natürliche Jod der Meeresalgen angewiesen sind.

Wer sich gesundheitsbewusst ernähren möchte, der sollte morgens und mittags möglichst viel frisches Obst und rohes Gemüse verzehren und als Abendmahlzeit ein Gericht mit Algen zubereiten. Die Enzyme der Algen werden nämlich besser im Magen und Zwölffingerdarm verdaut, während rohes Obst und Gemüse abends verzehrt in den Därmen zur Gärung führt. Getrocknete Essalgen sind eine tolle Notration, auf die man jederzeit zurückgreifen kann. Frisches Gemüse hingegen ist nur begrenzt haltbar und verliert schon bei kurzer Lagerung eine Menge wichtiger Nährstoffe.

Algen sind in verschiedenen Sorten erhältlich. Welche Algen Ihnen persönlich am besten schmecken, müssen Sie selbst herausfinden. Die Alge Wakame ist besonders mild im Geschmack, Arame hat einen süßlichen Geschmack, während

Hiziki ein leichtes Krabbenaroma besitzt. Meeressalat hat ebenfalls einen milden, fast neutralen Geschmack, der zu vielen Gerichten passt. Algen können zu süßen und zu salzigen Speisen verwendet werden.

Probieren Sie es aus. Sie werden erstaunt sein, welche schmackhaften Gerichte Sie aus Algen herstellen können. Getrocknete Algen werden in verschiedenen Formen angeboten, zum Beispiel als Blätter, in Scheiben geschnitten, als Pulver oder als Flocken.

Wenn man nicht gerade an der Küste wohnt, sind frische Algen schwer erhältlich und außerdem recht teuer. Getrocknete Algen sind jedoch genauso gut. Ihnen wird lediglich beim Trocknungsvorgang das Wasser entzogen. Die wertvollen Inhaltsstoffe bleiben dabei unverändert.

Die Zubereitung von Essalgen

Um eine Mahlzeit mit Algen zuzubereiten, benötigen Sie meist nur eine kleine Menge getrockneter Algen, denn beim Einweichen in kaltem oder lauwarmem Wasser vergrößert sich ihr Volumen um ein Vielfaches. Die Alge Hiziki zum Beispiel, die an kleine schwarze Schnüre erinnert, erreicht beim Einweichen das fünffache ihres Volumens. Arame verdoppelt ihr Volumen, während Meeressalat nur geringfügig an Volumen zunimmt.

Algen müssen vor dem Verzehr stets 15–30 Minuten eingeweicht werden. Um feinen Sand oder kleine Muschelschalen zu entfernen, ist es wichtig, die Algen mehrmals hintereinander in kaltem Wasser einzuweichen. Das letzte Einweichwasser kann man dann zum Kochen verwenden.

Essalgen sind meist in getrocknetem Zustand in Bioläden, Reformhäusern oder Asia-Shops erhältlich. Einige Firmen bieten auch frische Algen an (siehe Bezugsquelle im Anhang).

Natürlich können Meeresalgen auch in Kapsel-, Drageeform oder als Drink verzehrt werden. (Erkundigen Sie sich in Ihrer Apotheke.) Wer häufig mit Essalgen kocht, sollte seine Speisen nicht noch zusätzlich mit Jodsalz würzen. Bei bestehender Jodallergie oder bei Schilddrüsenüberfunktion sollte man vor dem häufigen Verzehr von Algen den Arzt fragen. Die Alge Arame enthält besonders viel Jod. Meersalat besitzt einen hohen Kalzium- und Jodgehalt. Bereits eine Mahlzeit aus dieser Alge deckt den Tagesbedarf an Jod für einen Erwachsenen.

Algen in der Kosmetik

Algen werden in der sanften Medizin seit Jahrtausenden mit Erfolg eingesetzt. Aus diesen nützlichen und wertvollen Wasserpflanzen lassen sich nicht nur gesunde Gerichte oder Nahrungsergänzungsmittel herstellen, sondern auch wirkungsvolle Kosmetikprodukte. Algen-Cremes und Badezusätze straffen die Haut, wirken entschlackend, regen den Stoffwechsel an und sorgen für eine intensive Reinigung.

Algenbäder

Nicht nur für die Schönheit sind Algenbäder zu empfehlen, sondern auch bei physischen und psychischen Erschöpfungszuständen, bei Blutarmut, Rheumatismus, allgemeiner Abwehrschwäche, Schmerzen, Kreislaufstörungen, Fettsucht und Zellulitis.

Weitere Kosmetikprodukte aus Algen

Algenseife, Badekonzentrat aus frischen Algen, Algen-Körpermilch, Algen-Zellulitis-Badekonzentrat, Algenöl zur besseren Kreislauftätigkeit der Beine, Algenfrischmasken, Algenhaarkapseln, Algen-Duschbad, Algen-Pulver – geeignet für Umschläge, Frischalgenpackung zur Gewebeglättung, Algen-Shampoo, Algen-Haarwasser und Haarpackung, Algenextrake gegen Schwangerschafts- und Dehnungsstreifen, Algen-Körperpeeling.

2. Die unübertroffene Kraft der grünen Gräser

Getreidegräser sind die wirkungsvollsten aller tiefgrünen Landpflanzen. Die Natur hat in den Blättern von jungen Gräsern unvorstellbar wertvolle Gesundstoffe und Nahrungsenergien versteckt. Gras allein genügt vielen Tieren um sie absolut gesund zu erhalten und stark zu machen. Kein anderes Nahrungsmittel ist so potent und ausgewogen wie frisches grünes Gras. Grassaft ist das einzige lebendige Nahrungsmittel, das zu 100 Prozent vom Körper vollständig verwertet wird. Es enthält keinen Bestandteil, der nicht eine gesundheitliche Funktion besitzt.

Eine ganze Reihe von Studien bestätigt, dass der Saft der grünen Gräser das Immunsystem stärkt, die Ausdauer erhöht, Magengeschwüre heilt, den Cholesterinspiegel senkt und noch viele andere gesundheitsfördernde Eigenschaften besitzt. Inzwischen gibt es auch mehrere Berichte von Krebspatienten, die sich durch das Trinken von Weizengrassäften von ihrer Erkrankung befreit haben.

Studien an japanischen Universitäten und Krankenhäusern haben gezeigt, dass der Saft der grünen Gräser eines der therapeutisch wirksamsten Nahrungsmittel ist. Alle hier aufgeführten Gräser sind reichhaltige Chlorophyll-Spender mit einzigartigen gesundheitsfördernden Eigenschaften: Sie wirken Blut bildend, Blut reinigend, entgiftend, entschlackend, entzündungshemmend, erhöhen die Sauerstoffversorgung im Körper, regenerieren die Darmflora, aktivieren die Abwehrkräfte, kräftigen Organe und Muskeln und stärken den Kreislauf.

Der getrunkene oder ausgekaute Saft der grünen Gräser besitzt einen unübertroffenen Enzymreichtum. Alle Grassäfte können durch ihre antioxidative Wirkung als Schutznahrung vor schädlichen Umwelteinflüssen bezeichnet werden. Sie enthalten außerdem alle lebenswichtigen Aminosäuren, Vitamine, Mineralien und Spurenelemente. Diese wundervollen Gesundheitsgräser können Sie ganz einfach zu Hause auf der Fensterbank oder auf dem Balkon züchten. Auf diese Weise erhalten Sie, täglich superfrisch, alle wichtigen Nährstoffe sowie eine große Portion an Chlorophyll (siehe Seite 138-141).

Gräser kann man auf verschiedene Weise verzehren. Am einfachsten, preiswertesten und gesündesten ist das gute Auskauen und das anschließende Ausspucken der Gräser. Das frische, lebende Gras, gut vermengt mit den Enzymen des Speichels, liefert ein heilendes und gesunderhaltendes Konzentrat von allerbester Qualität.

Wem das Graskauen nicht so zusagt, der kann sich einen Weizengrasentsafter besorgen und sich täglich die Säfte frisch zubereiten. Ich persönlich halte das Graskauen für bequemer und besser, da der gepresste Saft durch den in ihn einfließenden Sauerstoff schnell an Farbe und Wirksamkeit verliert. Sie sollten daher den frischen Saft sofort nach dem Entsaften trinken, weil er schon nach wenigen Minuten an Wirksamkeit verliert. Aus diesem Grund können Sie sich auch keine Saftvorräte für den ganzen Tag zulegen und müssen den Saft immer wieder frisch auspressen.

Wer ganz wenig Zeit zur Verfügung hat, viel auf Reisen ist oder einfach kein Gras kauen mag, dem kann ich Kamut-, Weizen- oder Gerstengras in pulverisierter Form empfehlen. Achten Sie beim Kauf des Graspulvers darauf, dass die Gräser schonend

50

bei zirka 30° C getrocknet wurden, weil bei größerer Erhitzung wertvolle Enzyme zerstört werden. Es ist außerdem wichtig, zwischen Saftpulver und Pulver aus den ganzen Blättern zu unterscheiden. Für grüne Power-Drinks verwenden Sie das nährstoffreiche Saftpulver. Dieses sollte auch frei von jeglichen Zusätzen wie Maltodextrin sein, das bei manchen Allergikern zu Problemen führen kann.

Weizengras

Weizengras-Saft ist ein sehr altes Heilmittel. Bereits bei den Kelten, den mittelamerikanischen Indianern sowie bei den chinesischen Heilkundigen war das Weizengras als Blutreinigungsmittel und als Heilmittel gegen viele Erkrankungen sehr beliebt. Im Jahr 1940 erbrachte der amerikanische Arzt Dr. Benjamin Gruskin den wissenschaftlichen Beweis, dass mit Weizengras behandelte Wunden in drei Viertel der normalen Zeit abheilen. Aber das ist noch nicht alles: Weil Weizengras in erstaunlicher Weise die Blutqualität verbessert und konzentrierte Heilkräfte besitzt, ist es bei einer Vielzahl von Krankheiten einsetzbar.

Weizengras ist überaus reich an Chlorophyll, Vitaminen, Mineralstoffen, Spurenelementen und Aminosäuren. Durch den Verzehr von Weizengras werden die körpereigenen Abwehrkräfte gestärkt, das Säure-Basen-Verhältnis im Körper ausgeglichen, Kalkablagerungen in den Gefäßen verhindert und das Blut intensiv gereinigt und entgiftet. Es gibt wohl kaum eine Erkrankung, bei der Weizengras-Saft nicht eingesetzt werden kann.

Dosierung:
Wichtig ist, dass Sie die Dosierung langsam steigern. Weizengras ist ein hervorragendes Blutreinigungsmittel. Wenn Sie

jedoch zu Beginn der Kur gleich zu viel frischen Weizengras-Saft trinken, werden Ihre Entgiftungsorgane überfordert. Das kann dazu führen, dass Sie sich plötzlich krank oder unwohl fühlen. Fangen Sie deshalb unbedingt mit einer niedrigen Dosierung an.

1. Woche 1–2 Esslöffel täglich
2. Woche 100 ml täglich
3. Woche 200 ml täglich

Teilen Sie die Dosis am besten in drei Portionen täglich auf. Wer Weizengras lieber kauen möchte, nimmt dreimal täglich zirka 40 g Gras vor den Mahlzeiten oder eine größere Portion am Morgen vor dem Frühstück zu sich.

Gerstengras

Gerstengras enthält genau wie Weizengras viele positive Eigenschaften. Es entgiftet den Körper, reinigt das Blut, reduziert die Schwermetallbelastungen im Körper und ist eine Wohltat für den gesamten Stoffwechsel.

Junges Gerstengras enthält, wie auch Kamutgras, eine große Menge an dem Anti-Alterungsenzym SOD (Superoxid-Dismutase). Dieses schützt vor Zellzerstörung durch Umweltbelastungen und Krankheit.

Die Produktion von SOD nimmt mit dem Alter ab. In mehr als 30 wissenschaftlichen Studien konnte nachgewiesen werden, dass das Enzym SOD in Gerstengras-Saft krebshemmende Eigenschaften besitzt.

Gerstengras-Saft ist vollgepackt mit den Kräften der Natur und mit allen wichtigen Vitaminen, Mineralstoffen und Spurenelementen. Bereits 100 ml Gerstengras besitzen den Nährwert von 2 kg bestem biologischem Gemüse.

Gestengras liefert in 100 g doppelt so viel Kalium und Kalzium wie Weizengras. 100 g Gerstensaft enthalten zwölfmal so viel

Kalzium wie 100 g Milch, fünfmal so viel Magnesium wie Bananen und sechzigmal so viel Vitamin C wie Orangen. Hinzu kommen Vitamin B12 und große Mengen an natürlichem Beta-Karotin. Durch seinen hohen Chlorophyllgehalt wirkt Gerstengras blut- und nierenreinigend.

Dosierung:
Gerstengras kauen: dreimal täglich zirka 40 g Gerstengras vor den Mahlzeiten gründlich auskauen. Oder nur einmal pro Tag eine größere Portion vor dem Frühstück. Krebskranke können bis zu 250 g Gerstengras täglich kauen oder dreimal täglich zwei Esslöffel Gerstengras-Pulver einnehmen.

Pulver: zwei- bis dreimal täglich 1/2 Stunde vor den Mahlzeiten einen Esslöffel Graspulver mit 200 ml Gemüsesaft oder Kräutertee schluckweise trinken. Bei großer körperlicher oder geistiger Beanspruchung kann die Verzehrmenge ohne Bedenken erhöht werden.

Frischer Gerstengras-Saft: Dosierung siehe Weizengras-Saft.

Als Mahlzeitersatz: 20-30 g (zirka 3 Esslöffel) in 1/2 Liter Flüssigkeit, zum Beispiel klare Gemüsesuppe oder Sojamilch, einrühren. Auch Allergiker oder Zöliakie- oder Candida-albicans-Geschädigte können Gerstengras ohne Bedenken verzehren, da es genau wie Weizengras glutenfrei ist.

Kamut

Kamut ist der Spitzenreiter unter den grünen Gräsern. Diese alte ägyptische Getreidepflanze gilt als reinste und älteste aller Getreidesorten, weil sie nie mit anderen Getreidearten gekreuzt wurde. Dieses Urgras enthält hunderte von Enzymen, die ganze Palette an Vitaminen und Mineralstoffen, wertvolles Protein, Phyto-Schutzstoffe und reichlich Antioxidantien. Kamut ist außerdem reich an Chlorophyll, welches den Körper dabei unterstützt, Giftstoffe in den Zellen zu neutralisieren und auszuscheiden. Es enthält mehr Protein, Fett und Mineralstoffe als Weizen oder andere Zuchtformen von Getreide. Im Vergleich zu Weizen enthält Kamut 29 Prozent mehr Protein, 23 Prozent mehr Magnesium, 27 Prozent mehr Fett und ist bei acht von neun Mineralstoffen dem Weizen überlegen. Bei den Vitaminen enthält Kamut mehr Riboflavin, Thiamin und Niacin als normaler Weizen und wesentlich mehr Vitamin E. Von den 18 im Weizen zu findenden Aminosäuren sind 16 in höheren Anteilen im Kamut-Getreide enthalten. Kamut-Saftpulver ist reich an SOD und hat im Vergleich zu Weizensaft eine 50 Prozent stärker schützende Wirkung gegen Freie Radikale.

Nachdem Kamut 2000 Jahre lang unbekannt war, wurde es in den vierziger Jahren entdeckt. Dieses antike Urgetreide ist offiziell vom amerikanischen Landschaftsministerium als neue Sorte mit dem Namen QK-77 anerkannt. Wissenschaftliche Studien haben erwiesen, dass diese Getreidesorte nicht allergen ist und einen überragenden Proteingehalt sowie eine bemerkenswerte Verdaulichkeit besitzt. Kamut gilt heute als die reinste und wirksamste Getreidesorte der Welt. Bereits mehr als 50 Naturkosthersteller bieten in den USA und in Europa Produkte aus Kamut Getreide an.

Kamut und Alfalfa werden zusammen angebaut, wobei Alfalfa Stickstoff im Boden anreichert, der wiederum für einen höheren Chlorophyllgehalt im Kamut sorgt. Kamut-Saft wird bei zirka 30° C ganz schonend ohne Enzymverluste getrocknet und zu Green Kamut-Pulver verarbeitet.

Dosierung:
Als lösliches Pulver in ein Getränk gerührt, versorgt Kamut den Körper in kurzer Zeit mit wertvollen Vitalstoffen. Zwei bis drei Teelöffel können täglich in Wasser, Kräutertee oder Fruchtsaft

eingerührt werden. Am besten wird es vom Körper aufgenommen, wenn es 30 Minuten vor den Mahlzeiten verzehrt wird. Ein Gramm Green Kamut-Pulver entspricht 30 ml frischem Weizengras-Saft oder einer großen Portion tiefgrünem Blattgemüse.

Hafergras (die grüne Haferkraft)
Der grüne Haferblatt-Saft hat alle beschriebenen Wirkungen der anderen Getreideblatt-Säfte, kann aber durch seinen besonderen Reichtum an speziellen essentiellen Fettsäuren und andere besondere Stoffe noch mit Zusätzlichem aufwarten!
Dass Hafer nicht nur ein vitaminreiches Hauptnahrungsmittel ist, sondern auch als Unterstützung zur Heilung von Krankheiten genutzt werden kann, ist seit Jahrhunderten bekannt. Über den großen Nährstoffreichtum und die vielen positiven Eigenschaften des grünen Haferblatt-Saftes wurde jedoch erst in neuester Zeit berichtet. Erst vor einigen Jahren haben Forscher in Kalifornien am Institute for Advanced Study of Human Sexuality festgestellt, dass grüner Hafer ein Aphrodisiakum ist, welches auf natürliche Weise den Sexualtrieb fördert und sogar Leiden wie Impotenz und Frigidität beheben kann.
Zwar wurde bereits vor zirka 200 Jahren schon in der Germania Pharmacopeia darauf hingewiesen, dass Hafer auch die Sexualität anregt, aber erst in der heutigen Zeit wurde diese Behauptung durch Forschungen und klinische Testreihen bestätigt. Grüner Hafer kann im Körper blockiertes Testosteron wieder freisetzen.
Testosteron gehört zu den gonadotropen Geschlechtshormonen, welches bei Männern in den Hoden produziert wird. Doch auch Frauen verfügen über dieses Hormon. Es ist verantwortlich für die Stimulans der Sexzentren des Gehirns, welche den Sexualtrieb erzeugen.

1986 wurden am Institute for Advanced Study of Human Sexuality nach zehn Jahren Forschung klinische Tests an freiwilligen Probanden im Alter von 20-72 Jahren durchgeführt. Die Resultate waren erstaunlich und völlig altersunabhängig fast gleich erfolgreich. Selbst männliche Probanten mit altersbedingten Sexualstörungen, im Alter von 55-72 Jahren, berichteten über völlig unerwartete sexuelle Erfolge nach nur vier Wochen. Testpersonen ohne Potenzschwächen mit einer normalen Sexualität konnten nach einer Einnahme über vier Wochen eine starke Erhöhung des Sexualverkehrs notieren.

Dosierung:
Ein- oder zweimal täglich drei Kapseln mit einem großen Glas Wasser einnehmen, wenigstens zwei Monate lang. Bei erhöhtem Bedarf kann man bis zu neun Kapseln täglich einnehmen.

3. Grüne Pflanzen und grünes Gemüse

Alfalfa
Alfalfa gehört zu den mineralreichsten und nahrhaftesten Pflanzen der Welt. Bei den Arabern ist sie seit Urzeiten als AL-FAL-FA (»Vater aller Lebensmittel«) bekannt. Andere Völker gaben ihr den Namen Mutter aller Felder. Sie besitzt Eigenschaften, die viele andere Nahrungsmittel einfach nicht erreichen können. Die Wurzeln der Alfalfapflanze reichen sehr tief in die Erde und durchdringen wie kaum eine andere Pflanze selbst tiefe Gesteinsschichten, in denen sie noch den ursprünglichen Reichtum an Spurenelementen finden. Alfalfa ist besonders reich an Chlorophyll und Nährstoffen wie Kalzium, Kalium, Natrium, Phosphor, Magnesium, Eisen, Cholin, Inositol, Schwefel, PABA, Protein, der Aminosäure Trypto-

phan, Vitamin A, B-Komplex, den Vitaminen C, D, E, K, Biotin und Beta-Karotin. Neben diesem großen Nährstoffreichtum verfügt Alfalfa noch zusätzlich über viele gesundheitsfördernde Eigenschaften. Es entgiftet den Körper, vor allem die Leber, und hilft, Toxine aus dem Dickdarm zu entfernen. In der ayurvedischen Medizin wird es als Schmerzmittel bei Ischias, Arthritis und Rheuma eingesetzt. Es kann auch als natürliches harntreibendes Mittel verabreicht werden.

Neue Erkenntnisse von Ernährungswissenschaftlern zeigen, dass unerhitztes Alfalfa Faktoren enthält, die der Arteriosklerose entgegenwirken, einen erhöhten Cholesterinspiegel senken und antimykotische (pilztötende) Wirkstoffe enthalten. All diese positiven Eigenschaften treffen nur auf die Alfalfa-Pflanze zu, die auf natürlichem Boden gewachsen ist.

Alfalfa kann in Pulver oder Tablettenform eingenommen werden oder in gekeimtem Zustand als frische Sprossen gegessen werden.

Dosierung:

Pulver: Zwei Teelöffel Pulver können täglich vor den Mahlzeiten in kalte Gemüsesäfte, Sud- oder Fruchtsäfte eingerührt werden.

Tabletten: 5–15 Tabletten können täglich vor den Mahlzeiten je nach Bedarf eingenommen werden (auf drei Portionen verteilen). Bei Darmentzündungen, Anämie, Geschwüren und Abszessen sollten morgens, mittags und abends kurz vor dem Schlafengehen fünf Tabletten eingenommen werden.

Brokkoli

Brokkoli ist der Superstar unter den dunkelgrünen Blattgemüsen. Er enthält nicht nur mehr Vitamin C als jede Zitrusfrucht, sondern zusätzlich noch drei natürliche Heilstoffe, die eine entgiftende Wirkung besitzen, vor Infektionen schützen und das Krebsrisiko einschränken. In Tierversuchen hat man festgestellt, dass die sogenannten Sulforaphane, die in Brokkoli enthalten sind, das Tumorwachstum um 50 Prozent vermindern. Außerdem enthält Brokkoli Indole, die besonders bei hormonbedingten Krebsarten (Brustkrebs, Prostatakrebs) Krebs erregende Substanzen unterdrücken. Weiterhin enthält der grüne Kohl leicht verwertbares Kalium und Kalzium sowie das immunschützende und krebsvorbeugende Beta-Karotin, Vitamin C und Selen. Besonders konzentriert sind diese Wirkstoffe in frischen Brokkolisprossen enthalten. Sie schmecken würzig pikant und sind überaus gesund. Brokkolisprossen aus unbehandelten Samen können Sie in Keimgeräten oder im Blumentopf züchten.

Tipp zum Kochen: Damit während des Kochvorganges nicht alle wichtigen Inhaltsstoffe verloren gehen, setzen Sie den Kohl mit wenig ungesalzenem Wasser auf. Kochen Sie zuerst einige Minuten lang den Stiel, drehen Sie den Brokkoli dann um und kochen Sie die Köpfe noch weitere fünf Minuten. Das wertvolle Kochwasser können Sie für eine Sauce verwenden oder trinken (wenn es nicht gesalzen wurde). Essen Sie nach Möglichkeit auch immer ein paar rohe Brokkoliröschen oder -stiele.

Spinat

Dass Spinat gesund ist, wussten schon unsere Großmütter. Leider sind in Tiefkühlspinat oder totgekochtem Blattspinat kaum noch wertvolle Nährstoffe enthalten. Frischer Spinat enthält Vitamin B, reichlich Beta-Karotin, Kalzium, Magnesium, Phosphor, Zink, Jod und Eisen, sowie die wertvollen Antioxidantien Vitamin A, C und E. Je grüner das Blatt ist, desto höher ist der Vitamin- und Mineralgehalt.

Tipp: Gekochter Spinat bildet Oxalsäure, welche die Aufnahme von bestimmten Mineralien hemmt. Essen Sie deshalb den Spinat vorwiegend roh. Die jungen Blätter schmecken als Salat angerichtet ganz vorzüglich. Denken Sie auch daran, Spinat, Kopf- und Feldsalat möglichst nicht im Supermarkt zu kaufen, er ist stark nitrathaltig. Kaufen Sie nur ganz frischen Spinat. Innerhalb weniger Stunden verliert er einen großen Teil seiner wertvollen Inhaltsstoffe. Wickeln Sie ihn in feuchte Tücher und legen Sie ihn in den Kühlschrank, wenn er frisch bleiben soll.

Gurken und Zucchini

Gurken entwässern und entgiften die Nieren. Biologisch angebaute Gurken können Sie mit der chlorophyllhaltigen Schale verzehren. Wer abnehmen möchte, sollte möglichst viele frische Gurken essen (ohne Salz). 100 g Gurken enthalten nur acht Kalorien. Kaufen Sie nur frische Gurken. Wenn die Stiele schon etwas schrumpelig sind, dann sind die Gurken bereits zu alt. Am besten schmecken die kleinen Zucchini, größere verlieren den feinen nussartigen Geschmack, und das Fleisch wird schwammig. 100 g Zucchini haben nur 19 Kalorien, sie sind jedoch reich an Mineralstoffen, vor allem Kalzium und Eisen. Wer sie auf seinem Balkon anpflanzen möchte, kann auch die zarten, süßen Blüten essen.

Artischocken

Die Artischocke regt die Gallensäfte an und ist besonders zu empfehlen bei Leber- und Gallenleiden. Ihre wertvollen Inhaltsstoffe hemmen die Gallensteinbildung, entgiften die Leber, fördern die Regeneration der Leberzellen, senken erhöhte Blutfette und regen die Nierentätigkeit an.

Kohl

Kohl enthält größere Mengen schwefelhaltiger Aminosäuren, die erhöhte Cholesterinwerte senken können. Alle schwefelhaltigen Gemüsesorten wie Kohl, Brokkoli, Grünkohl, Wirsing, Spinat, Bärlauch (Bärenlauch), Brunnenkresse und grüner Spargel haben eine kräftigende Wirkung auf die Leber.

Grünkohl enthält reichlich Beta-Karotin. Durch den hohen Gehalt an organischem Kalzium und Kalium profitieren auch Blut, Herz, Haut, das Bindegewebe, Muskeln und Nerven von diesem dunkelgrünen Gemüse.

Porree und das frische Grün junger Lauchzwiebeln

Diese Pflanzen enthalten den Wirkstoff Allizin, der eine antibakterielle und krebshemmende Wirkung besitzt. Darüber hinaus reinigt die Zwiebel das Blut, stärkt Herz, Nerven, Magen und Darm, senkt hohen Blutdruck und verhindert Fäulnis und Gärung im Magen-Darm-Trakt. Essen Sie zu Salaten, Tomaten und Broten auch immer reichlich von dem frischen, milden Grün der Lauchzwiebeln.

Grüne Früchte

Avocado

Avocados sind reich an Vitaminen, Mineralstoffen, leicht verdaulichen Fettsäuren, Enzymen und Lezithin. 100 g Avocado decken bereits den Tagesbedarf an Vitamin D. Das hochwertige Pflanzenfett in der Avocado ist bekömmlicher und leichter verdaulich als Butter. Die Avocado ist eine sehr verträgliche Speise für Magenkranke.

Tipp: Avocados sind reif, wenn sie am Stielansatz weich werden. Wer eine halbe Avocado im Kühlschrank aufbewahren möchte, sollte sie mit Zitronensaft einreiben, damit sie nicht braun wird.

Grüne Papaya

Das Papain, das in reichlichen Mengen vor allem in der grünen Papaya enthalten ist, besitzt antiseptische Eigenschaften. Es hilft bei der Reinigung der Gewebe und Darmwände und sorgt dafür, dass überflüssiger Schleim und tote Gewebezellen schneller abgebaut werden. Die grüne Papaya hilft auf schonende Weise, eine gesunde Darmflora herzustellen. Bereits im Magen sorgt das Enzym Papain für eine bessere Proteinspaltung; das ist sehr wichtig, denn verschiedene Erkrankungen werden durch falsche oder unzureichende Proteinspaltung hervorgerufen. Durch das unverdaute Eiweiß können Krebs erregende Fäulnisprodukte im Darm entstehen. Wenn der Körper nach einer eiweißreichen Mahlzeit nicht genügend Enzyme zur besseren Verdauung zur Verfügung hat, dann äußert sich das durch Blähungen, Völlegefühl oder Aufstoßen.

Enzyme unterstützen die körpereigenen Abwehrkräfte und sorgen dafür, dass der Körper sich selbst heilen kann. Abfallprodukte des Stoffwechsels sowie zerstörte Zellteile werden durch Enzyme schneller abgebaut. Auf diese Weise häufen sich nicht so schnell Fäulnis- und Gärungsstoffe an. Bei Menschen, die viel tierisches Eiweiß verzehren, kann das jedoch schnell geschehen. Daher ist die grüne Papaya für Fleischesser eine unentbehrliche Frucht. Fleischliebhaber sollten es sich zur Gewohnheit machen, eine Mahlzeit mit einer halben grünen Papaya zu beenden oder Papaya-Tabletten einzunehmen.

Die nach Meerrettich schmeckenden Kerne in der Papaya besitzen ebenfalls eine darmreinigende und parasitentötende Wirkung. Wer tropische oder südliche Länder bereisen möchte, sollte als Schutz vor Darminfektionen und Durchfall jeden Tag eine Papaya mit einigen Kernen (zirka 30) verzehren. Wer den Geschmack der rohen Kerne nicht mag, kann sie im Backofen bei schwacher Temperatur trocknen und dann in der

Kaffeemühle zu Pulver zermahlen. Das Papaya-Pulver kann dann als Gewürz über das Essen gestreut werden. Ungespritzte Papayas können auch mit der Schale verzehrt werden. Für unterwegs gibt es Papaya-Enzyme auch in Tablettenform.

Grüne Tonerde

Heilerde ist ein uraltes Heilmittel für Mensch und Tier. Wenn wir kranke Tiere in der Natur beobachten, können wir feststellen, dass sie Gras oder Erde fressen, um ihren Körper zu heilen. Berühmte Ärzte wie Galen und Hippokrates empfahlen Heilerde bei Wunden, Knochenbrüchen, Geschwüren des Magen- und Darmtraktes, bei Hämorrhoiden und bei der Pest.

Heilerde, die in tiefen Erdschichten noch unbelastet von Umweltgiften gefunden wird, besitzt die Fähigkeit, bestimmte krankmachende Bakterien, Fremd- und Schadstoffe sowie Stoffwechselgifte im Magen-Darm-Trakt zu binden. Sie wird daher heute hauptsächlich bei Sodbrennen, Übelkeit, Aufstoßen, Vergiftungserscheinungen, Durchfallerkrankungen, Blähungen, Magen- und Darmerkrankungen eingesetzt.

Grüne Tonerde enthält viele wertvolle Mineralien, die das Säure-Basen-Gleichgewicht im Körper normalisieren. Sie beseitigt Mundgeruch und stärkt die natürliche Darmflora.

Äußerlich kann Heilerde bei nässenden und eiternden Ekzemen, bei Furunkeln, Akne, Schuppenflechte, Neurodermitis, Abszessen, Verbrennungen, Verätzungen, Blutergüssen, Zerrungen und bei rheumatischen Gelenkentzündungen eingesetzt werden. Wenn Sie die grüne Tonerde äußerlich anwenden, zum Beispiel bei Hauterkrankungen oder Gelenkentzündungen, rühren Sie die Heilerde mit warmem Wasser zu einem Brei an. Streichen Sie ihn auf die erkrankten Hautstellen und decken Sie ihn mit einem feuchten Tuch ab. Das Ganze muss dann zirka eine Stunde einwirken.

Dosierung:
Nehmen Sie morgens, am besten nüchtern, und abends vor dem Schlafengehen ein bis zwei Teelöffel grüne Tonerde mit etwas Flüssigkeit ein. Kinder nehmen die Hälfte. Bei Vergiftungserscheinungen nehmen Sie zwei bis drei Teelöffel Erde ein. Noch ein Tipp: Grüne Tonerde kann man auch als Babypuder verwenden. Dann wissen Sie wenigstens, dass Sie reine Natur auf Babys Popo bringen.

4. Keime – konzentrierte Powernahrung

Die wertvollen Inhaltsstoffe im ungekeimten Korn oder Samen sind für unseren Körper kaum verwertbar. Während des Keimprozesses vollziehen sich Veränderungen im Korn, die nicht nur den Nährwert um ein Vielfaches erhöhen, sondern auch den Samen für unseren Körper verwertbar machen. Die Phytinsäure, die in Hafer, Weizen, Gerste, Roggen und Dinkel enthalten ist, behindert im Körper die Aufnahme von Kalzium, Magnesium, Zink und Eisen. Wenn Getreidekörner nur zwei Tage keimen, wird die Phytinsäure zum größten Teil abgebaut.
Frische Sprossen kann man als »Powernahrung« bezeichnen, weil sie hohe Konzentrationen an Nahrungsenergien enthalten und einen hohen Anteil an lebenswichtigen Stoffen besitzen. Besonders im Winter sind frische Keime eine wertvolle Nahrungsergänzung, da dem Gemüse durch Lagerung, Transport und Bestrahlung häufig die nötigen Nährstoffe fehlen. Wenn Sie zu Hause frische Keime züchten, dann haben Sie die Gewissheit, dass Sie ein Nahrungsmittel verzehren können, das nicht chemisch gedüngt wurde oder in irgendeiner Weise durch Umweltgifte belastet ist. Gekeimte Körner oder Samen enthalten wesentlich mehr Vitamine als das geschrotete oder gemah-

lene Korn. Allein der Vitamin-B1-Gehalt steigert sich durch den Keimvorgang um 50 Prozent und der Vitamin-C-Gehalt sogar um 60 Prozent. Die Weizenkeimsprosse besitzt 270 Prozent mehr Vitamin C als das ungekeimte Weizenkorn und 300 Prozent mehr Vitamin E.

Keime züchten ist ganz einfach!

Frische Keime können Sie ganz einfach zu Hause auf der Fensterbank züchten. Für den Anfang benötigen Sie nur ein Einmachglas und etwas Kunststoffgaze, die immer leicht feucht gehalten wird. Wenn Sie regelmäßig frische Sprossen verzehren möchten, können Sie sich im Reformhaus spezielle Zuchtboxen kaufen, die übereinander gestapelt werden, wenig Platz wegnehmen und kinderleicht zu handhaben sind.

Haben die Keime die richtige Größe erreicht, müssen sie gründlich mit Wasser abgespült werden. Um eventuelle Pilzsporen an den Keimlingen zu beseitigen, können Sie dem letzten Spülwasser etwas Zitronensaft beifügen.

Kaufen Sie immer nur Samen aus biologischem Anbau. Es gibt viele verschiedene Arten von Keimen, sodass bestimmt auch etwas für Ihren Geschmack dabei ist. Die frischen, knackigen Keime können Sie über Salate, Kartoffeln oder Hirsegerichte streuen oder als Brotbelag verwenden.

Im Naturkostladen gibt es unbehandelte und keimfähige Samen und Getreidekörner aus kontrolliertem biologischem Anbau. Die Auswahl ist groß. Sie können Azukibohnen, Weizen, Roggen, Linsen, Sojabohnen, Sonnenblumenkerne, Senf, Flachs, Leinsamen, Rettich, Kichererbsen, Erbsen, Bockshornklee, Amarant (Fuchsschwanz), Brokkoli- und Hanfsamen zum Keimen bringen. Alle Sprossen außer Kichererbsen und Sojabohnen sollten roh gegessen werden. Linsen sind sehr preiswert, und die Sprossen sind äußerst nahrhaft. Sie enthalten viel

Eiweiß, Vitamin B, E und C, Eisen und Phosphor. Senfsprossen sind gut für die Darmflora. Geschmacklich sind sie sehr kräftig, würzig und intensiv und erinnern ein wenig an Rettich oder Kresse. Je größer die Senfsprossen werden, desto schärfer wird der Geschmack. Alfalfa-Sprossen hingegen besitzen einen sehr milden und angenehmen Geschmack. Durch den Keimungsvorgang steigt der Niazingehalt (Vitamin B3) in den Alfalfasamen um das Siebenfache an. Auch der Eiweißgehalt der kleinen, unscheinbaren Sprossen ist enorm hoch. 50 g frische Alfalfa-Sprossen enthalten zirka 100 mg Vitamin C und 600 mg Kalzium. Die stecknadelkopfgroßen Amarantkörner schmecken in gekeimtem Zustand sehr mild und können unter Salate gemischt werden. Sie enthalten viele wertvolle Mineralstoffe, hochwertiges pflanzliches Eiweiß und einen hohen Anteil an ungesättigten Fettsäuren.

Senf, Alfalfa, Sesam und Rettichkeime wachsen sehr schnell. Sobald sich die ersten Blättchen gebildet haben, sollten sie möglichst bald gegessen werden, weil dann der Vitamingehalt am höchsten ist. Samen sind ein idealer Notvorrat, denn sie enthalten viele Jahre ihre Keimfähigkeit.

Was Sie beim Keimen beachten müssen
Wichtig ist, dass Sie die Sprossen feucht, aber nicht zu nass halten. Zweimal täglich sollten sie mit frischem Wasser abgespült werden. Nachdem sich die ersten kleinen Blättchen gebildet haben, werden sie für einige Stunden in helles Tageslicht gestellt, damit die Chlorophyllbildung zunehmen kann. Flachs, Leinsamen und Kresse gehören zu den schleimbildenden Pflanzen. Sie werden vier bis fünf Stunden angefeuchtet und dann in einem Sieb gründlich abgespült. Anschließend werden sie auf ein nasses Moltontuch zum Keimen gelegt.

5. Gartenkräuter

Denken Sie an Ihre Gesundheit und pflanzen oder säen Sie im nächsten Frühjahr mehr gesunde Gartenkräuter und etwas weniger Zierblumen in Ihren Garten. Wenn Sie die Kräuter auf dem Balkon oder auf der Fensterbank anpflanzen, sind sie immer griffbereit und frisch.

Portulak
Portulak ist ein spinatähnliches Gemüse. Es besitzt blutreinigende, entwässernde und entzündungshemmende Eigenschaften und hilft gegen Sodbrennen. Die Blätter schmecken angenehm säuerlich und etwas salzig.

Glatte Petersilie
Petersilie hat eine harntreibende, hautreinigende, entwässernde Wirkung und regt die Produktion von Magensaft an. Sie ist ein hervorragender Vitamin-C-Spender. Sie enthält fünfmal soviel Vitamin C wie eine Zitrone. Petersilie darf nicht in größeren Mengen verzehrt werden.

Rauke (Rucola oder Runke)
Rauke ist in der italienischen Küche weitaus bekannter als bei uns. Geschmacklich erinnert die Rauke ein wenig an Kresse oder Meerrettich. Wenn die Blätter noch klein sind, ist ihr Geschmack sehr angenehm, und sie haben ein pikantes, nussartiges Aroma. Je größer die Blätter werden, desto schärfer wird der Geschmack. Die Rauke schmeckt am besten, wenn man sie mit anderen Salaten mischt.
Tipp: Rauke läßt sich ganz leicht auf jedem Balkon oder auf der Fensterbank ziehen. Sie ist eine unkomplizierte Pflanze, die nur selten von Ungeziefer befallen wird.

Senf
Die jungen Senfblätter können schon früh geerntet werden, sie wirken appetitanregend, bakterienhemmend und verdau-

ungsfördernd. Die Blätter schmecken ähnlich scharf wie Kresse und sollten möglichst jung verzehrt werden. Senf wächst genau wie Bärlauch auch in schattigen Bereichen Ihres Gartens oder Balkons.

Borretsch

Borretsch besitzt eine blutreinigende Wirkung, beruhigt das Herz und wirkt leicht stimmungsaufhellend. Neben Pflanzenhormonen enthält Borretsch auch reichlich Kalium und Kieselsäure. Diese Pflanze lässt sich leicht im Blumenkasten oder in Töpfen auf der Fensterbank aussäen. Sie schmeckt besonders gut zu Gurken und Tomaten. Die jungen Blätter und Triebspitzen können wie Spinat zubereitet werden. Mit den blauen Blüten können Sie Kräuteressig eine interessante blaue Farbe verleihen.

Pflanzliche Antibiotika

Brunnenkresse

Die ätherischen Öle der Brunnenkresse wirken wie ein natürliches Antibiotikum und sorgen dafür, dass Entzündungen und Erkältungen auf natürlichem Wege schneller abklingen können. Brunnenkresse wirkt außerdem appetitanregend, nierenreinigend, verdauungsfördernd und harntreibend. Geschmacklich ist sie sehr würzig und scharf und sollte deshalb vorsichtig dosiert werden. Verwendet werden können die jungen Blätter und Triebspitzen. Schwangere sollten allerdings nur wenig Brunnenkresse verzehren.

Brunnenkresse benötigt einen sehr feuchten Platz, um kräftig wachsen zu können.

Gartenkresse

Bei Entzündungen der Harnwege und Atmungsorgane, bei Erkältungen und Grippe helfen die antibiotischen Eigenschaften der Kresse, krankheitsverursachende Bakterien zu vernichten.

Gartenkresse kann man das ganze Jahr über in Schalen, Kisten oder auf angefeuchteten Tüchern problemlos züchten. Kresse wird nicht gewaschen und immer erst kurz vor Gebrauch geschnitten.

Kapuzinerkresse

Kapuzinerkresse sollte in keinem Garten fehlen. Leider wird sie sehr schnell von Läusen befallen, darum sollte man eine Lavendelpflanze in ihre Nähe setzen.

Auch die Kapuzinerkresse besitzt natürliche antibiotische Wirkstoffe, die Bakterien vernichten können, ohne dabei die Darmflora anzugreifen. Sie ist außerdem reich an Vitamin C und aktiviert die Abwehrkräfte des Körpers. Der Verzehr von Kapuzinerkresse hilft bei Verschleimungen der Luftwege und bei beginnenden Erkältungen.

Um Krankheiten vorzubeugen, kann man jeden Tag ein Blatt verzehren. Bei den ersten Krankheitsanzeichen können Sie einige Blätter kauen oder über den Salat geben. Verzehren Sie jedoch nicht zu viel auf einmal – das könnte die Schleimhäute reizen. Essen Sie lieber drei kleinere Portionen täglich, und verwenden Sie möglichst nur die jungen Blätter. Um den scharfen Geschmack der Kresse zu neutralisieren, können Sie Kresse auch in Verbindung mit Salat und frischen Äpfeln essen.

Äußerlich kann man mit dem Saft der Kapuzinerkresse die Haut desinfizieren. Zu den natürlichen Anitbiotika gehören außerdem die Alliumarten Knoblauch, Zwiebeln, Schnittlauch, Bärlauch und Porree. Wer regelmäßig die verschiedenen Alliumarten in seinen Speiseplan einbaut, schützt sich wirkungsvoll und auf natürliche Weise gegen diverse Erkrankungen.

6. Wildwachsende Pflanzen – reiche Spender von Urlebensstoffen

Viele von uns geben eine Menge Geld für Medikamente, Vitamintabletten, Nahrungsergänzungsmittel oder Gesundheitskuren aus – dabei findet man das Wertvollste, was Mutter Natur uns zu bieten hat, kostenlos in der Natur.

Auf unseren Spaziergängen begegnen sie uns ständig, die wertvollen wild wachsenden Pflanzen, die man ungerechterweise auch als Unkräuter bezeichnet. Diese wilden grünen Pflanzen enthalten wichtige gesundheitserhaltende Urlebensstoffe, die in gezüchtetem und überdüngtem Gemüse nicht mehr enthalten sind. Sie gehören zu den wenigen, wirklich reinen und unverdorbenen Schätzen dieser Erde. Sie wachsen auf natürlichem Boden und wählen sich ihren Standort selbst aus. Ein Samenkorn geht nur dort auf, wo die Bodenbeschaffenheit für die Pflanze optimal ist. Wildpflanzen werden nicht chemisch gedüngt, bestrahlt oder mit chlorhaltigem Wasser gegossen. Frei gewachsen, nicht durch Menschenhand manipuliert und denaturiert, sind sie eine Wohltat für unsere müden Zellen.

Wir nehmen zwar täglich genügend Nahrung zu uns, unseren Speisen fehlen aber meist wichtige gesund erhaltende, natürliche Wirk- und Lebensstoffe. Wenn wir täglich Wildkräuter in unseren Speiseplan aufnehmen, wird unser Stoffwechsel angeregt, das Blut gereinigt, und kranke Zellen werden aufgemöbelt. Die Bitterstoffe in den Wildkräutern stimulieren die Speichel-, Magen- und Gallensaft-Produktion und sorgen für eine bessere Verdauung. Besonders in der heutigen Zeit, in der chronische Erkrankungen und Allergien immer stärker zunehmen, sollten wir darauf achten, dass wir Nahrungsmittel verzehren, die die Widerstandskräfte des Körpers gegen gesundheitsschädigende Einflüsse stärken können.

Wenn Sie wirklich etwas Gutes für Ihre Gesundheit tun möchten, verzehren Sie täglich eine Portion von diesen wunderbaren Wildpflanzen, die man in der Natur überall sammeln kann.

Es gibt immer noch Leute, die glauben, dass sie sich gesund ernähren, weil sie regelmäßig die grünen Salate aus dem Supermarkt essen. Diese künstlich gewachsenen Salate, die makellos sauber angeboten werden und bei denen man weder Spuren von natürlicher Erde oder kleinen Insekten findet, sehen zwar sehr gut aus, besitzen jedoch nur einen sehr geringen gesundheitlichen Wert.

Besonders kranke Menschen sollten regelmäßig Wildkräuter essen. Menschen, die unter Eisenmangel leiden, spüren meist schon nach vier Wochen eine deutliche Besserung, wenn sie täglich einen Rohkostteller mit Wildkräutern, Wurzelgemüse und Obst aus biologischem Anbau verzehren. Auch schlecht heilende oder ständig eiternde und nässende Wunden heilen durch die intensive Blutreinigung viel schneller ab, die durch den Verzehr von Wildkräutern entsteht.

Wildpflanzen sind kostenlose Geschenke von der Natur an Ihre Gesundheit

Um Wildkräuter zu sammeln, müssen Sie kein Experte sein. Wenn Sie sich nur ein wenig auskennen, finden Sie überall in der Natur essbares Wildgrün.

Auch in Großstädten gibt es Parks, Wälder oder Anlagen weit genug von Autostraßen entfernt, in denen man reichlich wilde Pflanzen pflücken kann. Wenn Sie gesundheitlich von den Kräften der Kräuter profitieren möchten, dann sollten Sie regelmäßig die wilden Pflanzen in Ihren Speiseplan aufnehmen. Das ist viel einfacher, als Sie vielleicht glauben. Sie brauchen sich nicht jeden Tag, wie zu Urzeiten, auf mühevolle Nahrungssuche zu begeben. Die meisten Kräuter sind nämlich fünf bis sechs Tage im Kühlschrank haltbar. Wenn Sie in der Stadt wohnen, dann fahren Sie am Wochenende ins Grüne und besorgen sich dort Ihre Wildkräuter-Ration für die kommende Woche.

Wenn Sie die abgepflückten Pflanzen mit den Stängeln in ein großes Glas Wasser setzen oder die Kräuter in ein feuchtes Tuch wickeln und dann in den Kühlschrank legen, sind sie längere Zeit haltbar.

Wer keine Lust hat, frische Wildpflanzen zu pflücken, der kann Löwenzahn, Sauerampfer, Brennnessel oder andere Wildkräuter im Garten oder auf dem Balkon anpflanzen. Für Ihre Gesundheit ist es am besten, wenn Sie einen Teil der Wildpflanzen ganz frisch, möglichst noch von der Wiese, verzehren. Das bisschen Blütenstaub, das im Frühling viele Pflanzen bedeckt, ist ein zusätzlicher Wirkstoff für Ihre Gesundheit. Den anderen Teil der Kräuter können Sie zu Suppe, Gemüse oder zu einem Brotaufstrich verarbeiten.

Nachdem ich Ihnen nun die wundervollen Eigenschaften der Wildkräuter geschildert habe, möchte ich Sie auch auf einen kleinen Nachteil aufmerksam machen. Verschiedene Wildkräuter, wie zum Beispiel Sauerampfer, junge Löwenzahnblätter, Knoblauchsrauke, Bärlauch, Sauerklee und Melde haben einen recht angenehmen Geschmack. Leider trifft das nicht unbedingt auf alle Wildkräuter zu.

Vielen Wildpflanzen ist ein sehr uriger und etwas bitterer Geschmack eigen, an den sich unser verwöhnter Gaumen erst gewöhnen muss. Manche Kräuter sind außerdem hart, zäh und lassen sich nur schwer klein beißen.

Suchen Sie sich deshalb möglichst immer die jungen und zarten Blätter aus, die in ihrem Geschmack zudem wesentlich angenehmer sind. Es gibt jedoch noch einige andere Tricks, mit denen Sie das Wildkräuter-Essen zu einem wahren Erlebnis machen können. Probieren Sie einfach einmal die Greenfood-Rezepte in diesem Buch aus – Sie werden begeistert sein!

Die bekanntesten essbaren Wildkräuter

Brennnessel (Urtica dioica)
Eine unerwartete Begegnung mit der Brennnessel kann recht unangenehm sein. Wer jedoch weiss, welche wunderbaren Heil- und Reinigungskräfte sie besitzt, wird sie vielleicht mit neuen Augen sehen. Ihre vielen wertvollen Eigenschaften machen sie zu einem besonders kostbaren Heilkraut. Die Brennnessel ist ein mineralstoffreicher Basenspender, der viele Pflanzenhormone und reichlich Chlorophyll enthält. Auch Pfarrer Kneipp hatte eine hohe Meinung von dieser Pflanze. Er sagte: »Brennnesseln räumen mit faulen Säften im Inneren gründlich auf.«
Die Brennnessel verbessert die Ausscheidung über Nieren und Darm und sorgt im Körper für eine gründliche Reinigung und Entgiftung. Sie wirkt stoffwechselanregend, Blut bildend und schwemmt Harnsäure aus dem Körper. Außerdem ist sie ein ideales Kräftigungsmittel, hilft bei allgemeiner Schwäche, schlechter Blutqualität und Eisenmangel. Die Brennnessel ist besonders zu empfehlen bei rheumatischen Beschwerden, bei sauren und übel riechenden Hautausdünstungen, bei Juckreiz, Ekzemen, bei Müdigkeit und Erschöpfung. Sie eignet sich auch ganz hervorragend für Blutreinigungskuren im Frühjahr.
Alle Teile der Brennnessel können verwertet werden. Die ganz jungen und zarten Blätter können im Frühjahr dem Salat beigegeben werden. Größere Blätter können Sie zu Suppe oder Gemüse verarbeiten oder Tee daraus kochen. Selbst die Samen der Brennnessel sind zu verwerten. Sie enthalten wertvolle Pflanzenhormone, die sogenannten pflanzlichen Östrogene, die

in den Wechseljahren auf natürliche Weise den Hormonspiegel ausgleichen können. Im August können die schmackhaften grünen Samen über den Salat gestreut oder unter einen Brotaufstrich gerührt werden. Die getrockneten Brennnesselsamen haben einen leicht nussartigen Geschmack und können ebenfalls über verschiedene Gerichte gestreut werden.

Anfang April bis Mitte Mai gibt es die schönsten Brennnesseln, weil sie dann meist noch frei von Ungezieferbefall sind. In dieser Zeit können Sie Brennnesseln in großen Mengen sammeln. Einen Teil können Sie zum Trocknen aufhängen, den anderen Teil zu Speisen verarbeiten. Wer möchte, kann Brennnesseln auch unblanchiert einfrieren. Dabei gehen natürlich einige Nährstoffe verloren, aber im Winter können Sie dann Brennnesselgemüse essen, das immer noch gesünder ist als tiefgefrorenes Supermarkt-Gemüse. Wer Brennnesseln lieber trocknen möchte, kann sie in der kalten Jahreszeit ähnlich wie Algen einweichen und zu Speisen verarbeiten.

Brombeerblätter (Rubus fruticosus)
Brombeerblätter wirken Blut bildend und stoffwechselanregend. Nur die ganz jungen Blätter im Frühjahr können verzehrt werden. Das Kauen der frischen Brombeerblätter kräftigt das Zahnfleisch.

Gänseblümchen (Bellis perennis)
Das Gänseblümchen wirkt stark blutreinigend, entgiftend und regt die Verdauung an. Es lindert Reizungen und Entzündungen aller Schleimhäute im Körper. Blätter und Blüten des Gänseblümchens können unter den Salat geschnitten werden oder als Brotbelag verwendet werden.

Himbeerblätter (Rubus idaeus)
Sie entsäuern das Gewebe, wirken kräftigend und regen den Stoffwechsel an. Die ganz jungen Blätter im Frühjahr sind recht zart und schmackhaft, später werden sie ungenießbar.

Sauerklee (Oxalis acetosella)
Sauerklee reinigt das Blut, stärkt den Magen und regt den Appetit an. Obwohl er sehr schmackhaft ist, sollte er nur in kleinen Mengen verzehrt werden. Auch die schmackhaften Samen des Sauerklees sind essbar und können über Salate gestreut werden.

Spitzwegerich (Plantago lanceolata)
Spitzwegerichblätter reinigen und kräftigen den Atemtrakt, reinigen das Blut und wirken entzündungshemmend. Durch ihren hohen Kieselsäure-Anteil kräftigen und entschlacken sie das Bindegewebe. Spitzwegerichblätter enthalten viele Mineralien, Schleimstoffe und antibiotische Substanzen, wodurch sie bakterien- und entzündungshemmend wirken.
Anfang Mai können Sie die ersten jungen Blätter des Spitzwegerichs roh verzehren. Später, wenn die Blätter größer werden, sind sie sehr hart und eignen sich besser zur Herstellung von Suppen und Gemüse. Die frischen Samen können im August geernet werden. Sie geben ein natürliches und unschädliches Abführmittel ab, das ähnlich wie Flohsamenschalen wirkt.

Taubnessel (Lamium album)
Die Taubnessel wirkt blutreinigend, entzündungswidrig, leicht abführend und krampflösend. Sie stärkt Magen und Darm und hilft bei Verdauungsbeschwerden. Auch gegen Hautunreinheiten und Menstruationsstörungen kann sie eingesetzt werden. Die Taubnessel läßt sich gut zu Gemüse oder Suppe verarbeiten.

Löwenzahn (Taraxacum officinale)
Löwenzahn enthält wertvolle leber- und gallestärkende Bitterstoffe. Er bringt die Säfte im Körper zum Fließen, fördert die Reinigung und Entgiftung der Leber, hilft bei Verdauungsbeschwerden, regt den Gallefluss an, aktiviert die Fettverdauung, wirkt entwässernd, stimuliert die Hormondrüsen und stärkt die Bauchspeicheldrüse und den Magen.

Löwenzahn ist das ideale Heilkraut für Leute, die unter Erkrankungen von Leber, Galle oder Bauchspeicheldrüse leiden. Auch bei Verdauungsschwäche, Diabetes, Rheuma, Gicht, Akne und Hämorrhoiden sollten täglich einige frische Löwenzahnblätter verzehrt werden. Ganz besonders eignen sich die frischen Blätter für Menschen, die häufig unter Völlegefühl, Bauchdruck oder Blähungen leiden. Wenn Sie bereits während des Essens oder kurz danach unter Blähungen leiden, kann das auf eine Schwäche der Bauchspeicheldrüse hinweisen. In diesem Fall helfen frische Löwenzahnblätter sowie Weizengras- oder Kamutsaft.

Der weiße Milchsaft des Löwenzahns gleicht in seiner Zusammensetzung den Verdauungssäften der Galle und der Bauchspeicheldrüse. Fünf bis sechs Löwenzahnstängel täglich vor den Mahlzeiten gekaut, regen die Verdauungsäfte an und reinigen das Blut. Die Stängel haben einen süßlichen, bitteren Geschmack, den Leute, die unter einer schwachen Leber oder Galle leiden, meist als angenehm empfinden. Die jungen Löwenzahnstängel können ohne weiteres gegessen werden. Der Milchsaft der Stängel ist nicht giftig, wie viele Leute annehmen. Wenn Sie im Herbst Löwenzahnwurzeln im Keller in Holzkisten eingraben, treiben die Wurzeln im nächsten Frühjahr frische Blätter.

Knoblauch-Rauke (Alliaria petiolata)

Wie der Name schon vermuten lässt, schmeckt die Knoblauch-Rauke nach Knoblauch und verleiht dem Salat einen interessanten Geschmack. Sie wirkt stoffwechsel- und verdauungsanregend, stärkt die Abwehrkräfte, kräftigt die Atemwege und regt die Säftebildung im Körper an. Die Blätter können von April bis Mai geerntet werden. Die Samen können im Juli gesammelt werden. Sie geben ein interessantes pfefferähnliches Gewürz ab, das man über die Speisen streuen kann. Die Knob-

lauch-Rauke sollte immer frisch verzehrt werden, ihre Inhaltsstoffe gehen bei der Trocknung verloren.

Sauerampfer (Rumex acetosa)
Sauerampfer ist reich an Vitamin C und Kieselsäure. Seine
Blätter wirken blutreinigend und kräftigend auf das Leber-
Galle-System. Wer Sauerampfer im Garten oder auf dem Balkon anpflanzen möchte, sollte die Blütentriebe ständig entfernen, weil die Pflanze dann mehr Blätter entwickelt. Auch wenn
der Sauerampfer vorzüglich schmeckt, sollte man nicht mehr
als drei Blätter täglich verzehren. Nierenkranke sollten auf Sauerampfer ganz verzichten. Auch die Samen des Sauerampfers
sind essbar.

Schafgarbe (Achillea millefolium)
Schafgarbe wirkt durchblutungsfördernd und gefäßerweiternd
und ist besonders zu empfehlen bei Durchblutungsstörungen,
Hämorrhoiden sowie bei zu starken und zu langen Regelblutun-
gen. Verwenden Sie nur die zarten, jungen Blätter im Frühjahr.

Weitere Wildpflanzen

Huflattich (Tussilago farfara)
Huflattich übt eine reinigende Wirkung auf die Atemwege aus.
Das Essen oder Auskauen der Blätter ist besonders zu empfeh-
len bei Bronchialasthma oder chronischem Husten. Frische
Huflattichblätter helfen in vielen Fällen gegen Kopfschmerzen,
wenn man sie mit der filzigen Unterseite auf die Stirn legt.

Große Klette (Arctium lappa)
Die jungen Blätter und Stängel können von Mai bis September
geerntet werden. Junge Blätter können dem Salat zugegeben
werden. Größere Blätter und Stängel können als Gemüse
gedünstet werden. Auch die stark fleischigen Wurzeln sind
essbar. Sie müssen jedoch einige Zeit bei schwacher Hitze

kochen, bis sie gar sind. Die noch geschlossenen Blütenköpfe können wie Artischocken zubereitet werden.

Giersch (Aegopodium podagraria)

Giersch ist als Heil- und Esspflanze nicht sehr bekannt. Obwohl sie in der Natur oder in Gärten als ungebetener Gast häufig anzutreffen ist, wissen die meisten Leute nicht, dass diese Pflanze essbar ist. Wer dieses Kraut einmal im Garten hat, wird es so schnell nicht mehr los. Auch in Parkanlagen und auf Wegen ist dieser Plagegeist überall zu finden. In der Volksmedizin wurde Giersch gegen Ischias und Rheuma eingesetzt. Arme Leute verwendeten Giersch als Gemüse, weil er in großen Mengen zu finden war.

Vom chlorophyllhaltigen Giersch werden nur die jungen Blätter im April und Mai vor der Blüte geerntet. Wenn man ihn abpflückt, entsteht ein würziger, petersilienähnlicher Geruch. Zarte Gierschblätter können unter den Salat geschnitten werden. Die größeren Blätter können zu Gemüse oder Suppe verarbeitet werden.

Vogelmiere (Stellaria media)

Klein geschnittene Blätter der Vogel- oder Hainsternmiere können klein geschnitten unter den Salat gemischt werden oder als grüne Beilagen in Gemüsebrühen kurz mitgedünstet werden.

Gundermann, auch Gundelrebe genannt (Glechoma hederacea)

Die Gundelrebe reinigt die Atemwege und wirkt stoffwechselanregend. Ihr Geschmack ist sehr intensiv und nicht jedermanns Sache. In Suppen verarbeitet, verliert der Gundermann jedoch von seinem starken Aroma.

Guter Heinrich/Gänsefuß (Chenopodium bonus-henricus)

Früher wurde der Gänsefuß in vielen Haushalten als Gemüse gekocht. Durch den Spinat, der ebenfalls zu den Gänsefuß-Gewächsen gehört, wurde der Gute Heinrich als Gemüse verdrängt. Im Frühjahr liefert der Gänsefuß ein vitaminreiches Gemüse. Auch die Samen sind essbar.

Bärlauch (Allium ursinum)
Bärlauch wirkt gefäßerweiternd und leicht blutdrucksenkend. Er vermindert Fäulnisbildung im Darm und regt Leber und Galle an. Bärlauch enthält Allizin, ein pflanzliches Antibiotikum, das auch in Knoblauch enthalten ist.
Zum Trocknen ist Bärlauch ungeeignet, weil dann wertvolle Inhaltsstoffe verloren gehen. Aus Bärlauch lässt sich eine sehr schmackhafte Kräuterbutter herstellen.
Beim Sammeln ist Vorsicht geboten! Die Blätter vom Bärlauch können leicht mit den giftigen Blättern des Maiglöckchens verwechselt werden. Zerreiben Sie beim Pflücken ein Blatt: Wenn der charakteristische Knoblauchgeruch entsteht, handelt es sich um Bärlauch.

Hopfen (Humulus lupulus)
Junge Hopfensprossen und junge Blätter können als Salatbeilage gegessen werden oder mit wenig Butter in der Pfanne gedünstet werden. Hopfendolden dürfen nicht roh verzehrt werden.

Berberitze, auch Sauerdorn genannt (Berberis vulgaris)
Die sauer schmeckenden, frischen Blätter wirken harntreibend und blutreinigend. Sie schmecken sehr gut im Salat.

Nelkenwurz (Geum urbanum)
Aus dieser Pflanze lässt sich ein gesundes Gemüse herstellen. Die jungen Blätter werden in wenig Wasser gedünstet und dann mit Butter, Zitrone, Pfeffer und Salz gewürzt.

Wiesengeissbart – auch Mädesüß genannt (Filipendula ulmaria)
Diese Pflanze wirkt entzündungshemmend, entwässernd, durchblutungsfördernd und harnsäureausschwemmend. Die dekorative Pflanze kann im Garten an eine feuchte Stellen gepflanzt werden.

Wiesenkerbel (Anthricsus silvestris)
Der Wiesenkerbel hat eine blutreinigende und harntreibende
Wirkung. Dieses vitamin-C-reiche Kraut kann eine Höhe von
1,5 m erreichen. In der Natur ist Wiesenkerbel fast überall zu
finden. Sein feines Aroma erinnert leicht an Anis. Aus Kerbel
lässt sich eine vorzügliche Suppe oder Kräuterbutter herstellen.
Vorsicht beim Pflücken! Wiesenkerbel kann leicht mit dem giftigen Schierling oder der Hundspetersilie verwechselt werden.

Wiesenschaumkraut (Cardamine pratensis)
Dieses Kraut enthält wertvolle Bitterstoffe, Senföle, viele Vitamine, Mineralstoffe und Spurenelemente. Sammeln Sie die
Blätter, Stängelspitzen und Blütenknospen vor der Blüte. Das
Wiesenschaumkraut hat einen sehr intensiven Geschmack. Am
besten verwenden Sie es wie ein Gewürz. Streuen Sie etwas
über den Salat, oder essen Sie es zu Tomaten.

Wegmalve, auch Käseappel genannt (Malva silvestris)
Die Wegmalve regt die Verdauung an, ist schleimlösend und
entzündungshemmend. Die Blüten sowie einige zarte Blätter
passen gut zu einem frischen Salat. Auch verschiedene andere
Malvenarten können zu Salat oder Gemüse verarbeitet werden.

Ackerwinde (Convulvulus arvensis)
Die Ackerwinde regt das Leber- und Gallesystem an. Verwenden Sie nur wenige Blätter, zuviel des Guten kann zu Durchfall
führen.

Zu den essbaren Wildpflanzen gehören außerdem der wilde
Wein, die Blätter des Frauenmantels – die ein wenig lappig
schmecken, die Melde – aus der man hervorragend Gemüse
kochen kann, der Vogelknöterich, Wiesenknopf, das Schar-
bockskraut, sowie die jungen Knospen Birke, Buche, Linde und
Ahornbaum. Auch die ganz jungen und zarten Triebe von Tan-
nen oder Fichten können unter einen Frühlingssalat gemengt
werden.

Möhren-, Radieschen-, Sellerie- und Kohlrabigrün aus biologischem Anbau

Wer nicht die Zeit oder die Möglichkeit hat, in freier Natur nach frischen Wildkräutern zu suchen, braucht trotzdem nicht auf frisches chlorophyllhaltiges Grün zu verzichten. Neben frischen, selbst gezüchteten Kräutern und Keimen können Sie auch frisches Möhren-, Radieschen-, Sellerie- und Kohlrabigrün verzehren.

Sellerie wirkt blutreinigend, kreislaufanregend, magen- und nervenstärkend. Besonders zu empfehlen ist es bei Gicht und Rheuma. Radieschenblätter enthalten Senföle, welche die Gallegänge reinigen und die Gallenblase kräftigen.

Weit mehr Wirkstoffe als im Kohlrabi sind in seinen Blättern enthalten. Das junge, zarte Grün von Kohlrabiblättern kann zum Salat gereicht werden. Sie können auch eine Suppe aus Kohlrabi- und Radieschenblättern kochen.

7. Grüner Tee

Den Chinesen ist schon seit langer Zeit bekannt, dass grüner Tee ein wahres Wunderelixier ist. Die gesundheitlichen Wirkungen des grünen Tees werden jedoch erst seit etwa 30 Jahren erforscht. Wissenschaftler bestätigen jetzt, dass grüner Tee viele gesunderhaltende Eigenschaften besitzt:

Grüner Tee

* ❖ verhindert Karies
* ❖ senkt den Cholesterinspiegel
* ❖ beugt Herz- und Kreislauferkrankungen vor
* ❖ schützt vor Viren und Bakterien
* ❖ wirkt sich positiv auf die Verdauung aus

Grüner Tee

❖ ist alkalisch und neutralisiert überschüssige Säuren im Magen
❖ enthält viel wichtige Vitamine, Mineralien und Spurenelemente
❖ verhindert die Entstehung von bösartigen Tumoren

Bestimmt sind das genügend überzeugende Gründe, warum man vom Kaffeetrinken auf das gesunde Teetrinken überwechseln sollte. Am gesündesten ist der grüne Tee, wenn man ihn nicht länger als vier Minuten ziehen lässt, denn danach lösen sich die Gerbstoffe.

Wie Sie den grünen Tee richtig aufgießen

Zunächst einmal sollten Sie darauf achten, dass Sie einen guten chinesischen grünen Tee aus biologischem Anbau erwerben. Er ist vielleicht etwas teurer, aber dafür können Sie aus ein- und denselben Teeblättern drei Aufgüsse zubereiten. Sie können also die Teeblätter vom Morgen am Mittag und am Abend nochmals verwerten. Nach dem dritten Aufguss ist der Koffeingehalt so gering, dass Sie den Tee auch unbesorgt am Abend trinken können. Ganz wichtig ist, dass Sie grünen Tee niemals mit kochendem Wasser übergießen. Lassen Sie zunächst das Teewasser einige Zeit sprudelnd kochen und nehmen Sie es dann von der Herdplatte. Wenn es auf zirka 75° C abgekühlt ist, hat es die richtige Temperatur. Wenn der grüne Tee nur eine leicht anregende Wirkung haben soll, genügt pro Tasse ein Teelöffel Tee. Wenn er aufmunternd wirken soll, benötigen Sie etwas mehr. Sollte der Tee bitter schmecken, dann haben Sie etwas falsch gemacht. Entweder haben Sie zu heißes Wasser oder zu viel Tee verwendet oder Sie haben den Tee zu lange ziehen lassen. Im Sommer, kann grüner Tee auch kalt getrunken werden. Mit einem Schuss Zitrone erhalten Sie ein erfrischendes und aufmunterndes Getränk.

Grüner Tee einmal anders

Aus grünem Tee können Sie gesunde und köstliche Getränke zubereiten. Der traditionelle Matcha-Tee ist auch in Pulverform erhältlich. Er kann in Milchshakes, Joghurtdrinks, Süßspeisen oder Suppen eingerührt werden. Mehr darüber erfahren Sie im Rezeptteil.

Grüner Tee – eine Wohltat für die Haut

Als es noch keine Laserbehandlungen gab, wurde grüner Tee häufig in der Schönheitschirurgie eingesetzt, um Hautschäden zu behandeln. Grüner Tee schützt die Haut vor UV-Strahlen. Er wirkt straffend, entzündungshemmend und verjüngend und versorgt die Haut mit wichtigen Vitaminen.

Anwendung: Bereiten Sie einen etwas stärkeren Aufguss zu, den Sie zirka sieben Minuten ziehen lassen. Nun können Sie den grünen Tee wie ein Gesichtswasser verwenden und sich morgens und abends nach der Gesichtswäsche damit einreiben. Gereizte, empfindliche oder von der Sonne gerötete Haut fühlt sich, mit grünen Teeumschlägen, schnell wieder wohl.

III. Die richtige Ernährung kann Ihr Leben positiv verändern

Wenn Sie qualitativ hochwertige Nahrung mit vielen lebendigen Enzymen und hochwertigen Nährstoffen zu sich nehmen, werden die müden Zellen Ihres Körpers Schritt für Schritt gesünder und kräftiger. Eine Ernährung mit lebendigen Nahrungsmitteln kann den Stress in den Zellen vermindern und die Lebenserwartung deutlich erhöhen. Sie werden sich wundern, welche Auswirkungen das auf Ihr Leben haben kann. Sie werden sich nicht nur vitaler und leistungsfähiger fühlen, sondern auch besser und jünger aussehen. Ihre Konzentrationsfähigkeit wird sich steigern, Ihre Ausdauer nimmt zu, und Ihre Nerven werden stabiler.

1. Warum Greenfood eine verjüngende Wirkung besitzt

Unsere Körperzellen leben im Durchschnitt etwa zwei Jahre. Bevor sie zugrunde gehen, reproduzieren sie sich selbst. Bei falscher Ernährung und ungesunder Lebensweise verschlechtern sich diese Reproduktionen mit der Zeit immer mehr, und der Körper beginnt zu altern. Je gesünder Ihre Körperzellen sind, desto langsamer schreitet der Alterungsprozess voran. Durch die richtige Ernährung können Sie die Zahl Ihrer Jahre überlisten. Wenn Sie täglich ausreichend Nukleinsäuren zu sich nehmen, die reichlich in jungen Blättern und Keimen enthalten sind, können Sie Ihr Aussehen um Jahre verjüngen. Natürlich spielen bei unserem Aussehen auch die Erbanlagen eine gewisse Rolle. Grundsätzlich jedoch entscheidet die Qualität unserer

Nahrung und die wirkungsvolle Entfernung der Stoffwechselschlacken über unsere Gesundheit und unser Aussehen. Auch unser seelisches Wohlbefinden hängt mit der Art unserer Ernährung zusammen, denn in einem verschlackten Körper lebt selten ein fröhlicher Geist.

Was Sie tun können, um jünger und attrakiver auszusehen

❖ *Zuerst müssen Ihr Körper und Ihr Darm gründlich gereinigt und entgiftet werden (siehe Greenfood-Entgiftungskur Seite **89**).*

❖ *Grüne Säfte und frisches Obst bewahren Ihre Zellen vor frühzeitiger Austrocknung.*

Damit dem Körper genügend Nährstoffe und Enzyme zur Verfügung stehen, nehmen Sie täglich Greenfood in irgendeiner Form zu sich. Essen Sie zusätzlich möglichst viel rohes Obst und Gemüse. Die wertvolle Flüssigkeit in Obst und Gemüse schwemmt alle Gift- und Abfallstoffe aus dem Körper und bewahrt die Zellen vor frühzeitiger Austrocknung. Auf diese Weise bilden sich weniger Falten, und die Haut bleibt länger jugendlich und elastisch.

Für ein jugendliches Aussehen ist eine gut funktionierende Kollagenproduktion besonders wichtig. Damit die Hautzellen ausreichend Pro-Kollagen herstellen können, ist der tägliche Verzehr vitamin-C-haltiger Früchte besonders zu empfehlen. Vor allem Kiwis sorgen für eine straffe und glatte Haut. Auch Eisen und Eiweiß ist für den Kollagenaufbau der Haut unerlässlich, beides ist reichlich in Spirulina enthalten.

Wichtig ist außerdem, dass Sie konsequent alle zuckerhaltigen Nahrungsmittel, Weißmehlprodukte, Konserven, Mikrowellenkost und Genussgifte von Ihrem Speiseplan streichen. Achten Sie darauf, dass Sie täglich wenigstens 70 Prozent basenbildende Nahrung verzehren.

❖ *Essen Sie täglich Nukleinsäuren, sie verzögern den Alterungsprozess. Essen Sie häufig frische Keime und junge Blätter, Spinat, Zwie-*

beln, Spargel, Pilze und Nüsse. Diese Nahrungsmittel enthalten vermehrt die wertvollen Nukleinsäuren, die beschädigte Zellkerne reparieren können und damit den Alterungsprozess verzögern. Auch die Mikroalge Spirulina enthält die Nukleinsäuren RNA und DNA.

❖ *Nehmen Sie 30 Tage lang ein Lezithin-Präparat ein.*
   Lezithin enthält viel Cholin. Ohne ausreichende Mengen an Cholin sind die Nukleinsäuren nicht richtig funktionsfähig.

❖ *Essen Sie möglichst salzarm.*
   Zu salzhaltiges Essen behindert den Nährstoff-Transport und hält Flüssigkeit im Körper zurück.

❖ *Verwöhnen Sie Ihren Körper täglich mit dem Antialterungs-Enzym SOD, das reichlich in Kamut- und Gerstengras-Saft enthalten ist.*
   SOD wirkt den freien Radikalen entgegen, die den Körper schneller altern lassen, weil sie gesunde Zellen angreifen und das Kollagen schädigen.

❖ *Ausreichende Bewegung hält den Körper fit und elastisch.*

2. Abnehmen mit der Kraft der grünen Pflanzen

Wer schon häufig versucht hat, sich ein paar Kilo herunterzuhungern, der weiß, dass der ständige Wechsel von Abnehmen und Zunehmen zu furchtbarem Stress und großer Unzufriedenheit führen kann. Mit jeder neuen Diät hat man neue Hoffnungen, doch nur selten erreicht man das Ziel, das man sich gesetzt hat, und die Enttäuschung ist umso größer, wenn es schon wieder nicht geklappt hat.

Die größten Probleme während einer Diät sind Hunger, Schwäche, Müdigkeit, Reizbarkeit und schlechte Laune. Durch eine Entgiftungskur mit Greenfood wird sich Ihr Magen auf natürliche Weise verkleinern, und die nagenden Hungergefühle und Essanfälle werden durch die richtige Nährstoffzufuhr völlig verschwinden. Da Sie die aufkommenden Hungergefühle zwischen den Mahlzeiten mit den sättigenden grünen Säften überlisten können, wird Ihnen das Abnehmen nicht mehr schwer fallen – natürlich nur, wenn Sie sich an die Ernährungsvorschriften in diesem Buch halten und auf die üblichen Dickmacher verzichten. Das ist jedoch viel leichter, als Sie vielleicht jetzt noch glauben.

Durch die grünen Säfte erhält Ihr Körper alle wichtigen Nährstoffe, die er benötigt. Das ist besonders wichtig, denn die große Gefahr bei vielen Diäten ist der Nährstoffmangel, der Sie nervös macht und den Alterungsprozess beschleunigt.

Was nützt es Ihnen, wenn Sie sich mühevoll ein paar Kilo heruntergehungert haben, aber dafür plötzlich um fünf Jahre älter aussehen? Das kann Ihnen mit Greenfood nicht passieren! Wenn Sie keine leeren Kalorien mehr zu sich nehmen, sondern nur qualitativ hochwertige Nahrungsmittel, wird der Körper schneller satt und benötigt viel weniger Nahrungsmittel. Wenn das starke Hungergefühl vermindert wird, dann können Sie auch einmal eine Mahlzeit ausfallen lassen und stattdessen nur einen sättigenden grünen Drink zu sich nehmen (siehe Rezeptteil ab Seite 142). Aus der Mikroalge Spirulina kann man sättigende Getränke herstellen. Sie enthält einen natürlichen Appetithemmer, der auf das Appetitzentrum im Gehirn wirkt. Spirulina liefert dem Körper in konzentrierter Form Nährstoffe, die sofort zur Verfügung stehen.

Es gibt einen Trick, wie Sie ganz leicht abnehmen können
Im Grund ist es recht einfach, ein paar Pfunde zu verlieren. Schwierig wird es meist dann, wenn Essen zur Ersatzbefriedigung wird. Viele von uns haben die Erfahrung gemacht, dass

man ungute Gefühle, Kummer und Stress manchmal einfach wegessen oder zumindest ein wenig besänftigen kann.

Wer jahrelang seine Probleme durch »Frustessen« gemildert hat, dem fällt es oft schwer, Schlankheitskuren konsequent durchzuführen. Es gibt aber auch Leute, denen es zwar leicht fällt, den ganzen Tag über nur sehr wenig zu essen, die jedoch abends plötzlich von quälenden Heißhungeranfällen geplagt werden. Immer wieder lockt der Kühlschrank aufs Neue, und das späte Essen sorgt dafür, dass der Körper durch zu viel Nahrung überlastet wird. Völlerei am Abend führt zu einer starken Verschlackung des Körpers.

Gegen Frustessen und unliebsame abendliche »Essanfälle« gibt es ein wunderbares Mittel: Trinken Sie ein Glas Spirulina oder Green Kamut – das ist gesünder als alles andere und nimmt sofort den Appetit auf ungesunde Leckereien. Wer nach süßen Sachen schmachtet, kann Green Kamut mit Sojamilch, einer reifen Banane oder einer anderen süßen Obstsorte zu einem schmackhaften Drink verquirlen. Wenn Sie dies langsam trinken, ist die Gier nach Süßigkeiten gestillt und zudem das Hungergefühl verschwunden. Im Rezeptteil finden Sie noch andere sehr schmackhafte Drinks, die Sie auch tagsüber, wenn Sie Hungergefühle überbrücken wollen, zu sich nehmen können.

Flohsamen – eine weitere Hilfe zur Überlistung von Hunger
Flohsamenschalen sind kalorienarme Magenfüller, die zu einem schnellen Sättigungsgefühl verhelfen, weil sie in Verbindung mit Flüssigkeit im Magen um das vierzigfache aufquellen. Sie besitzen außerdem noch andere Vorteile. Flohsamen hemmen krankmachende Darmbakterien, entfernen Gifte aus dem Darm und sorgen für eine gute Verdauung.

Rühren Sie zwei Esslöffel Flohsamenschalen in 1/2 Liter lauwarmen oder kalten Gemüsesud, Sojamilch oder Obstsaft ein und trinken Sie diese Mischung möglichst rasch aus, bevor sie einzudicken beginnt. Am besten trinken Sie noch ein Glas Wasser hinterher.

Um abzunehmen oder schlank zu bleiben müssen Sie nur das Richtige essen!

Wenn Sie Nahrungsmittel verzehren, die wenig Kalorien enthalten, aber eine hohe Nährstoffdichte besitzen, erhält Ihr Körper alles, was er benötigt. Ihr Fettstoffwechsel wird aktiviert, der Hunger gestillt, und Sie verspüren wachsende Energie.

Kranke Körperzellen, die mit minderwertiger Nahrung ernährt werden, können nie richtig satt werden und verlangen deshalb nach immer mehr. Wenn Sie jedoch genügend hochwertige grüne Nahrungsmittel in Ihren Speiseplan einbauen, werden die Zellen viel schneller satt und das Bedürfnis, übermäßig zu essen, hört auf. Der Körper benötigt allerdings einige Zeit zur Umstellung. Am besten gelingt sie nach dem Greenfood-Fasten.

Was dürfen Sie alles essen, wenn Sie abnehmen möchten?

Wenn Sie sehr schnell abnehmen möchten, sollten Sie morgens und mittags nach Möglichkeit nur rohes Obst und Gemüse verzehren. Gönnen Sie sich einen sättigenden grünen Drink, wenn Sie zwischendurch großen Hunger verspüren.

Abends kochen Sie sich etwas Gemüse mit nichtsäuerndem Getreide oder ein Algengericht, das ebenfalls wenig Kalorien enthält. Durch diese Ernährungsweise regulieren sich die überschüssigen Pfunde an Hüfte, Bauch und Oberschenkel ganz von selbst, und Sie brauchen nicht ständig Kalorien zu zählen. Wenn Sie viel Obst essen und Ihre Speisen nur wenig salzen, werden Sie noch schneller Ihr Idealgewicht erreichen, weil durch das Fehlen des wasserbindenden Salzes sehr viel belastendes Wasser aus dem Körper geschwemmt wird.

Bitte denken Sie daran: Wenn Sie wirklich abnehmen möchten, müssen Sie konsequent bestimmte Nahrungsmittel von Ihrem Speiseplan streichen. Solange Sie Süßigkeiten in Kombination mit Fett verzehren, quellen Ihre Fettzellen immer mehr auf.

3. Die Greenfood-Entgiftungskur

Wenn Sie Ihre natürliche Kraft und Energie zurückgewinnen möchten, wenn Sie gesünder und attraktiver aussehen möchten und wenn Sie Ihr Allgemeinbefinden verbessern wollen oder sich von bestimmten Beschwerden befreien möchten, müssen Sie die Greenfood-Entgiftungkur konsequent durchführen. Sie werden überrascht sein, was dann geschieht: Sie dürfen jedoch nicht mogeln. Wer jeden Tag eine Schachtel Zigaretten raucht, eine Kanne Kaffee trinkt und zwei Tafeln Schokolade isst, wird zwar durch Greenfood ein etwas besseres Allgemeinbefinden erhalten, aber ein durchschlagender Erfolg wird sich nicht einstellen.

Die Greenfood-Entgiftungskur läuft über einen längeren Zeitraum und bewirkt, dass Sie sich Schritt für Schritt immer wohler fühlen. Die Kur besteht aus drei wichtigen Punkten.

Als erstes sollten Sie mit speziellen Teststreifen überprüfen, ob Ihr Körper übersäuert ist. Als zweites würde ich ein sieben- bis vierzehntägiges Greenfood-Fasten empfehlen, um den Körper gründlich zu entgiften. Da jedoch nach dieser Zeit bei den meisten Menschen noch nicht alle Gifte, Schlacken und Säuren abgebaut worden sind, würde ich im Anschluss daran eine Ernährungsumstellung empfehlen.

Stellen Sie fest, ob Ihr Körper übersäuert ist
Eine Übersäuerung entsteht hauptsächlich durch den Verzehr von zuviel tierischem Eiweiß, Zucker und Getreideprodukten.

Eine Übersäuerung des Körpers ist die Grundlage vieler chronischer Erkrankungen.

Zu den typischen Symptomen einer Übersäuerung gehören: häufige Müdigkeit, verminderte Vitalität, Niedergeschlagenheit, rheumatische Beschwerden, Magen- und Darmbeschwerden, Hauterkrankungen und kalte Hände und Füße. Je saurer das Körpermilieu ist, desto schlechter funktioniert die Blutzirkulation. Das bedeutet, die Zellen werden nicht mehr ausreichend mit Sauerstoff und Nährstoffen versorgt, und auch der lebensnotwendige Abtransport der Abbauprodukte des Zellstoffwechsels wird behindert. In diesem Zustand säuern die Zellen vor sich hin, und es können ernsthafte Erkrankungen entstehen, weil in zunehmendem Maße die Zellatmung erlischt.

Durch eine überwiegend basische Ernährung mit Gemüse, Salat, Obst, grünen Säften, Spirulina usw. kann der Körper die überschüssigen Säuren schnell neutralisieren. Durch eine basenreiche Ernährung lässt sich nicht nur die Osteoporose vermeiden, sondern auch schwere Erkrankungen wie Rheuma, Krebs, Depressionen, MS und Angina pectoris können günstig beeinflusst werden.

Bevor Sie grüne Säfte oder Pflanzen in irgendeiner Form verzehren, sollten Sie überprüfen, ob Ihr Körper übersäuert ist. Eine Gewebeübersäuerung können Sie feststellen, indem Sie mit speziellen Teststreifen den pH-Wert Ihres Urins kontrollieren. (Teststreifen sind in Apotheken erhältlich.)

Wenn Sie tierisches Eiweiß und Getreideprodukte verzehren, muss der pH-Wert des ersten Urins am Morgen zwischen 5,5 und 6 liegen. Bei dieser Form der Ernährung muss der Morgenurin sauer sein, weil die über Nacht angefallenen Stoffwechselschlacken ausgeschieden werden. Liegt der pH-Wert bei dieser Ernährung jedoch zwischen 7–8 oder sogar noch höher, dann liegt eine Blockade oder sogar eine Präkanzerose vor (Vorstufe zu einer Krebserkrankung). In diesem Fall suchen Sie am besten einen Heilpraktiker oder Arzt auf, der die Regena-Plex-Therapie anwendet. (Adressen solcher Heilpraktiker erhalten Sie über die Firma Regena, Postfach 5609, 78435 Konstanz.) Leider kann ich Ihnen an dieser Stelle keine dieser speziellen Medikamente nennen, da diese individuell auf den Betreffenden abgestimmt werden müssen.

Überprüfen Sie wenigstens 7–14 Tage lang den Morgenurin. Eine einmalige Messung reicht nicht aus, um ein sicheres Ergebnis zu erhalten. Wenn Sie sich überwiegend basisch ernähren oder reichlich grüne Säfte trinken und Spirulina einnehmen, ist es normal, wenn der Morgenurin einen pH-Wert von 6,5–7 hat.

Anwendung:

Messen Sie den pH-Wert Ihres Urins direkt morgens nach dem Aufstehen – bei normaler Kost mit tierischem Eiweiß liegt der Wert dann zwischen 5,5 und 6. Essen Sie nun zum Frühstück eine basenreiche Mahlzeit: rohes Gemüse oder Obst, das nicht stark säuert, wie zum Beispiel Papaya, Avocado, Banane, Gurke, Möhre, Paprikaschoten usw. Wenn Ihr Körper nicht übersäuert ist, muss der Urin zwei Stunden nach dieser Mahlzeit basisch sein (also einen pH-Wert von zirka 7 haben). Auch diese Messungen führen Sie wenigstens eine Woche lang durch, um ein sicheres Ergebnis zu erhalten. Messen Sie auch hin und wieder den pH-Wert des Speichels. Zwischen den Mahlzeiten müssen die Werte zwischen 6,3 und 6,8 liegen. Ist Ihr Körper übersäuert, dann ist Greenfood-Fasten mit anschließender Ernährungsumstellung für Sie dringend erforderlich.

Auch wenn Sie nicht übersäuert sind, aber häufig eine belegte Zunge haben oder unter irgendwelchen anderen Beschwerden leiden, die sich schlecht therapieren lassen, empfehle ich Ihnen die Greenfood-Entgiftungskur.

Ist Ihr Körper sehr stark übersäuert, können Sie ergänzend zur basischen Ernährung in der ersten Zeit Bullrich Vital Basen-Tabletten einnehmen. Praktischerweise enthält die Packung auch gleichzeitig Teststreifen, mit denen Sie den pH-Wert des Urins kontrollieren können.

Greenfood-Fasten

Warum Greenfood-Fasten so wichtig ist
Durch falsche Ernährung oder durch zu viel Nahrung (vor allem abends) werden die Ausscheidungsorgane häufig überfordert und überlastet. Bestimmte Gifte und Schlacken werden dann nicht ausreichend abtransportiert. Wir bleiben nur dann gesund, wenn die Schadstoffe, die wir zu uns nehmen (Konservierungsstoffe, Farbstoffe, Pestizide, Medikamente, Genussgifte und andere Umweltgifte) vom Körper auch wieder ausreichend ausgeschieden werden. Wenn das jedoch nicht geschieht, bilden sich in unserem Körper regelrechte Schlackenspeicher. Fasten in Kombination mit grünen Säften führt zu einer starken Reinigung und Entgiftung des Körpers und bewirkt, dass sich die Schlackenspeicher nach und nach entleeren.

Was Sie beim Greenfood Fasten beachten sollten!
Eine genaue Fastenanleitung finden Sie in meinen Büchern »Fühl Dich wohl« und »Was Frauen an Männern mögen«. Ich möchte mich an dieser Stelle nicht wiederholen und nur eine kurze Anleitung zum Fasten geben:
Wenn Sie schon einmal gefastet haben, werden Sie überrascht sein, wie angenehm und leicht das Fasten mit den grünen Säften ist. Hungergefühle, die in den ersten Fastentagen häufig auftreten, sind beim Greenfood-Fasten sehr selten. Auch Kopfschmerzen, Stimmungsschwankungen und Kreislaufbeschwer-

den treten deutlich seltener auf. Nur Menschen, die sehr verschlackt sind, haben in den ersten Tagen unter diesen Beschwerden zu leiden.

Wenn Sie sich entschließen zu fasten, sollten Sie bereits einige Tage vorher salzarm essen und möglichst viel reifes Obst und Gemüse verzehren. Wenn Sie außerdem noch den Konsum von tierischem Eiweiß stark einschränken könnten, wird die Fastenzeit für Sie umso angenehmer sein. Bevor Sie mit dem Fasten beginnen, müssen Sie Ihren Darm gründlich reinigen.

Nur ein gesunder Darm kann die wertvollen Nährstoffe der grünen Pflanzen richtig verwerten

Nicht nur die Qualität unserer Nahrung spielt eine große Rolle, sondern auch die Funktionsweise des Verdauungstraktes, denn diese bestimmt, ob die Nahrung richtig aufgenommen und verdaut wird. Der Körper wird nur bei gesunder Darmschleimhaut mit allen Nährstoffen versorgt. Bevor Sie die grünen Nahrungsmittel regelmäßig verzehren, sollten Sie Ihren Körper und vor allem Ihren Darm unbedingt gründlich reinigen, denn nur ein gereinigter und gesunder Darm kann die wertvollen Nährstoffe, die in Greenfood enthalten sind, richtig resorbieren.

Die Darmreinigung

Für die Darmreinigung suchen Sie sich am besten ein Wochenende aus, an dem Sie genügend Zeit und Ruhe finden, denn Sie werden des Öfteren die Toilette aufsuchen müssen. Trinken Sie möglichst bald nach dem Aufstehen auf nüchternen Magen 1/4 Liter warmes Wasser, in dem Sie vorher 1 1/2 Teelöffel Glauber- oder Bittersalz aufgelöst haben. Diese Salzlösung spült Ihren Verdauungstrakt gründlich durch und entfernt aus den Darmwänden und Darmnischen alle alten Stoffwechselschlacken und Gifte. Wenn sich mit den Jahren besonders viele Gifte in Ihrem

Darm angesammelt haben, werden Sie wahrscheinlich viele wässrige, meist übel riechende Entleerungen haben. Zukünftig sollten Sie dafür sorgen, dass Ihre Verdauung gut funktioniert und sich durch falsche Ernährung keine neuen Schlacken und Krusten im Darm bilden. Wenn Sie unter Schilddrüsenerkrankungen, Herz- oder Nierenerkrankungen leiden, fragen Sie vorher Ihren Arzt, ob Sie Bittersalz einnehmen dürfen.

Was dürfen Sie während des Fastens trinken?

Am ersten Fastentag, nach den ersten Darmentleerungen, fühlen Sie sich direkt besser, wenn Sie ein Glas Green Kamut mit Fruchtsaft angerührt oder ein Glas Weizen- oder Gerstengras-Saft schluckweise getrunken haben. Während der gesamten Fastenzeit nehmen Sie täglich dreimal acht Spirulina-Tabletten oder je nach Bedarf mehrmals täglich einen Teelöffel Spirulina-Pulver in weißen Trauben- oder Apfelsaft eingerührt. Da ein Spirulina-Getränk die Hungergefühle in den ersten Tagen stark vermindert, ist es sinnvoller, sich während des Fastens Getränke aus Pulver zu mixen, statt Tabletten einzunehmen. Trinken Sie außerdem täglich zwei Teelöffel Green Kamut mit einem 1/4 Liter Basengetränk oder Kräutertee oder dreimal täglich zwei bis drei Teelöffel Gersten- oder Weizengrassaft-Pulver mit je 1/2 Liter Flüssigkeit. Stattdessen können Sie auch dreimal täglich 40–50 g Weizen- oder Gerstengras-Saft auskauen. Zur besseren Entgiftung nehmen Sie dreimal täglich einen Teelöffel grüne Tonerde mit etwas Wasser ein. Trinken Sie zusätzlich über den Tag verteilt zwei bis drei Liter mineralarmes Wasser, damit der Körper die anfallenden Gifte und Schlacken auch richtig ausscheiden kann. Verzichten Sie während des Fastens auf alle Obstsäfte, wenn Ihr Körper stark übersäuert ist. Trinken Sie die grünen Säfte stattdessen mit dem schmackhaften Basentrunk, nur mit Wasser oder mit Möhren-

oder Gemüsesäften. Trinken Sie auch keine säuernden Kräutertees, wie zum Beispiel Hagebutte, Malve oder Fruchtmischung oder Mineralwasser mit Kohlensäure.

Solange Sie fasten, sollten Sie jeden Morgen kurz nach dem Aufstehen 1/4 Liter warmes Wasser trinken, in dem Sie einen Teelöffel Glaubersalz aufgelöst haben. Wenn Sie Glaubersalz nicht mögen, können Sie auch einen Einlauf machen oder Cassia einnehmen (siehe Seite 115). Wichtig ist, dass Sie Ihren Darm jeden Tag gründlich entleeren, da er auch weiterhin Gifte ausscheidet.

Das Ende des Greenfood-Fastens

Wie lange Sie fasten möchten, hängt von Ihrem persönlichen Wohlbefinden ab. In der Regel fastet man 7–14 Tage. Sehr schlanke Menschen fasten 3–5 Tage. Wenn Sie sich wohl fühlen und gerne noch etwas abnehmen möchten, können Sie auch drei Wochen fasten.

Sie brauchen keine Angst zu haben, dass Ihr Körper unter Mangelerscheinungen leiden wird. Mit den Greenfood-Säften erhält er alles, was er benötigt. Sie werden staunen, wie wohl Sie sich während dieser Fastenzeit fühlen werden, wieviel Schwung, Elan und zusätzliche Zeit Ihnen plötzlich zur Verfügung steht, weil Sie weder einkaufen noch Essen kochen müssen. Wenn Sie jedoch noch nie gefastet haben und Ihr Körper in den letzten Jahrzehnten viele Schlacken angesammelt hat, können während der Fastenkur kleinere oder größere Heilkrisen auftreten. In diesem Fall dürfen Sie nicht denken, Ihr Körper könnte die grünen Säfte nicht vertragen. Das wäre ein verhängnisvoller Fehler. Wenn es Ihnen nicht gut geht, dann liegt das daran, dass viele Gifte, die sich durch das Fasten gelöst haben, nun in Ihrem Körper kreisen.

Trinken Sie möglichst viel Wasser, damit die Gifte schneller ausgeschieden werden, und gönnen Sie sich Ruhe. Ihr Körper befreit sich nun von alten, krankmachenden Schlacken, und das kann gelegentlich zu Kopfschmerzen, Stimmungsschwankungen und Gliederschmerzen führen. Manchmal können auch alte Krankheitsherde kurzfristig wieder aufflackern.

Unterstützen Sie den Aufbau Ihrer Darmflora nach der Fastenkur mit enzymreichen Säften
Nach der Fastenkur sollten Sie die Darmflora eine Woche lang jeden Abend kurz vor dem Schlafengehen mit enzymreichen Säften wieder aufbauen. Bleibeklistiere aus Kamut-Pulver mit Faserstoffen oder Weizen- oder Gerstengras-Saft helfen durch ihren hohen Enzymgehalt, das Wachstum der darmfreundlichen Bakterien zu fördern. Wenn Sie 7–14 Tage lang gefastet haben, muss sich der Körper langsam wieder an die Nahrungsaufnahme gewöhnen. Beginnen Sie am besten mit rohem Obst und Gemüse, das wenig säuert, wie zum Beispiel Melonen, Papayas, Avocados, Bananen oder Mangos. Auf Zitrusfrüchte, halbreifes Obst, Pflaumen, Kiwis und saure Weintrauben sollten Sie in der ersten Zeit verzichten. Essen Sie wenig, und kauen Sie jeden Bissen möglichst gründlich. Die grünen Säfte und die Spirulina-Tabletten nehmen Sie auch weiterhin ein, am besten vor dem Essen. Wenn Sie jetzt zusätzlich frisches grünes Gemüse, Salat oder Wildkräuter verzehren, können Sie die Dosis der grünen Säfte und der Tabletten verringern.

4. Gesunde Ernährung mit Greenfood für jeden Tag

Einige wichtige Ernährungstipps
Eine konsequent gesunde Ernährung kann oft besser als Medizin wirken. Viele Menschen haben schon erlebt, dass sie durch

Nahrungsumstellung von schweren Krankheiten geheilt wurden (Gicht, Arthrose, Arthritis, Rheuma, Krebs etc.). Krankheiten sind Warnzeichen der Natur. Sie weisen uns darauf hin, dass wir den natürlichen Weg verlassen haben. Wenn wir unsere Fehler erkennen und korrigieren, lassen sich viele Beschwerden wieder rückgängig machen. Unser Körper ist ein Wunderwerk der Natur, er ist jedoch nicht dafür gemacht, ständig totgekochte oder künstlich veränderte Nahrungsmittel zu verdauen. Irgendwann wird er sich gegen diese falsche Ernährung wehren. Bei dem einen geschieht das früher, bei dem anderen später. Eine gesunde Ernährung begünstigt die Heilung von fast allen Krankheiten. Leider gehen die Meinungen über gesunde Ernährung weit auseinander. Jeder Ernährungspapst hat eine andere Theorie. Was bei dem einen erlaubt ist, verbietet der andere. Je intensiver man sich mit gesunder Ernährung auseinandersetzt, umso mehr Unsicherheit und Skepsis tauchen auf. Lassen Sie sich durch widersprüchliche Ernährungslehren nicht verwirren.

Ständig gibt es neue Diätformen und neue Modekrankheiten, die wiederum mit neuen und verheißungsvollen Mitteln behandelt werden. Wenn Sie sich den folgenden Leitspruch zu Herzen nehmen, können Sie nicht viel falsch machen.

Es gibt viele unterschiedliche Gesundheitslehren und unzählige Gesundheitsbücher, die irgendwelchen Modeerscheinungen unterliegen und sich ständig wandeln. Die Gesetze der Natur sind zeitlos und immer gültig durch ihre einfache Wahrheit. Wer möglichst naturbelassene Nahrungsmittel verzehrt, kann nichts falsch machen. Verlassen Sie sich also auf die Natur. Je stärker ein Nahrungsmittel künstlich verändert wurde, desto ungesünder ist es – das gilt besonders auch für totgekochte Speisen. Im Grunde brauchen Sie nicht viel zu wissen, wenn Sie sich gesund ernähren möchten. Es gibt nur ein paar kleine Regeln, die Sie beherzigen sollten:

- Essen Sie möglichst viel Obst, Gemüse, Garten- und Wildkräuter in rohem Zustand. Nur frische Nahrungsmittel enthalten die wertvollen Enzyme, die Sie jung und gesund erhalten.
- Wenn Sie sich nicht ausschließlich von Rohkost ernähren, dann essen Sie spät abends kein rohes Obst oder Gemüse, ausgenommen Avocado und Papaya.
- Reduzieren Sie tierisches Eiweiß und den Verzehr von Getreideprodukten.
- Essen Sie langsam, und kauen Sie die Speisen gründlich, weil die Nahrung bereits im Mund vorverdaut wird.
- Übermäßiges Essen ist schädlich, besonders am Abend. Wenn Sie abends zu viel essen, überfordern Sie Ihren Verdauungstrakt. Tierisches Eiweiß sollten Sie spätabends nach Möglichkeit meiden, weil das konzentrierte Eiweiß vermehrt Fäulnisbildung im Darm verursacht.
- Essen Sie möglichst wenig säurebildende Kost, da sie das Säure-Basen-Gleichgewicht des Körpers stört. Zu den säurebildenden Speisen gehören: Fleisch, Fisch, Eier, Käse, Milchprodukte, Getreideprodukte, Brot, Kuchen und Süßigkeiten. Säurebildende Nahrungsmittel neutralisieren sich im Körper nur mit Hilfe von körpereigenem Kalk. Je mehr Säurekost Sie zu sich nehmen, desto mehr Kalk wird dem Knochenstoffwechsel entzogen. Menschen, die säurebildende Kost bevorzugen, sind daher besonders anfällig für Gelenk- und Bandscheiben-Erkrankungen.
- Trinken Sie nach Möglichkeit nicht während den Mahlzeiten, da die wichtigen Verdauungsenzyme sonst zu stark verdünnt werden.
- Meiden Sie Mikrowellennahrung, Tiefkühlkost und Konserven. Diese Nahrungsmittel sind tot, sie enthalten keine wertvollen Enzyme mehr.

❖ Essen Sie stärke- und eiweißhaltige Nahrungsmittel möglichst getrennt. Stärke wird nämlich im Körper anders verdaut als Eiweiß. Der Magen kann nicht gleichzeitig ein saures und ein alkalisches Milieu herstellen. Säure behindert die Verdauung von Stärke. Am besten besorgen Sie sich ein Buch über Trennkost, dann erfahren Sie genau, in welcher Kombination die Speisen am bekömmlichsten sind.

Hier nur ganz kurz die wichtigsten Regeln der Trennkost: Proteine wie Fleisch, Fisch, Eier, Käse und Nüsse werden nicht gleichzeitig mit kohlehydrathaltigen Nahrungsmitteln wie Brot, Kuchen, Kartoffeln, Reis, Nudeln und Zucker verzehrt. Essen Sie zum Beispiel mittags eine Eiweißmahlzeit (Fisch mit Salatteller oder Gemüse) und zum Abendessen eine Kohlehydratmahlzeit (Reis mit Gemüse). Sahne, Quark, Joghurt, Gemüse, Obst, Butter, Gewürze gehören zu den neutralen Nahrungsmitteln und können sowohl zu eiweiß- als auch zu kohlehydrathaltigen Speisen verzehrt werden.

❖ Rohkost- oder Obstsalate sollten Sie nicht schon Stunden vor dem Verzehr anrichten und dann in den Kühlschrank stellen. Zerkleinertes Obst und Gemüse verliert durch die Oxidation mit Sauerstoff schnell wertvolle Vitamine.

❖ Essen Sie nach Möglichkeit nur wenig Obstkuchen, Müsliriegel, Brot mit Marmelade oder Honig. Die Kombination von Zucker und Stärkemehl führt im Darm zu Gärungsalkohol und somit zu gesundheitlichen Störungen.

Beim Kochen der Nahrung werden wichtige Enzyme zerstört
Durch das Greenfood-Fasten hat der Körper einen großen Teil seiner Schlacken bereits abgebaut, aber längst noch nicht alles. Es gibt Schlacken im Körper, die sich dort seit Ihrer frühen Kindheit befinden. Sie lassen sich nicht durch einmaliges Fasten beseitigen. Schritt für Schritt sind Krankheiten entstan-

den, und diese lassen sich auch nur Schritt für Schritt wieder rückgängig machen.

Achten Sie zukünftig durch die richtige Ernährung darauf, dass Ihr Körper Schlacken abbaut und nicht wieder neue ansammelt. Viele Erkrankungen und Beschwerden haben Sie sich regelrecht angefuttert. Besonders der häufige oder ständige Verzehr von totgekochten Speisen belastet die Gesundheit.

Nach dem Verzehr überhitzter Nahrungsmittel reagiert unser Körper mit einer Leukozytose. Wir merken das daran, dass wir uns nach einem gekochten Essen meist müde und erschöpft fühlen. Nach einer Rohkostmahlzeit hingegen sind wir weiterhin fit und leistungsfähig. Wenn die Stärke in den Nahrungsmitteln durch hohe Temperaturen verkleistert, führt das außerdem zu einer Verstopfung der Darmzotten, was wiederum eine verminderte Nährstoffaufnahme zur Folge hat.

Gewöhnen Sie sich einen neuen Ernährungsstil an

Mit der Greenfood-Fastenkur haben Sie schon einiges für Ihre Gesundheit getan. Nun sind Sie in der richtigen Stimmung dafür, neue und gesunde Essangewohnheiten anzunehmen. Bringen Sie ein wenig frischen Wind in Ihr Leben. Verfrachten Sie die alten Kochbücher über die »gutbürgerliche Küche« am besten in den Keller und gewöhnen Sie sich stattdessen einen neuen Kochstil an. Besorgen Sie sich Bücher über vegetarische Küche, Trennkost oder schmackhafte Algenrezepte. Auch ohne Fleisch und mit wenig tierischem Eiweiß lässt sich sehr schmackhaft kochen. Wenn Sie qualitativ hochwertige Nahrung zu sich nehmen, brauchen Sie künftig viel weniger zu essen, um satt zu werden. Wenn die kranken Zellen erst einmal durch gesunde ersetzt worden sind, hört das Bedürfnis nach den schädlichen Speisen der gutbürgerlichen Küche von ganz allein auf. Schon nach wenigen Wochen werden Sie merken, dass Ihr Blick beim Einkaufen automatisch auf gesündere Lebensmittel fällt.

Achten Sie künftig darauf, täglich grüne Nahrungsmittel in Ihren Speiseplan einzubauen. Wenn Sie jahrelang die übliche Zivilisationskost gegessen haben, wird Ihnen der Geschmack der grünen Säfte und Pflanzen am Anfang vielleicht etwas gewöhnungsbedürftig vorkommen. Besonders an den Geschmack des Spirulina-Pulvers muss man sich erst gewöhnen. Aber so geht es uns auch mit vielen anderen Nahrungsmitteln. Wer zum ersten Mal Oliven isst oder ein Glas Sekt trinkt, wird den Geschmack am Anfang auch nicht besonders mögen. Im Rezeptteil finden Sie viele schmackhafte Rezepte, die Ihnen den Einstieg erleichtern werden. Mit der Zeit wird sich Ihr Geschmacksempfinden so verändern, dass Sie auch grüne Pflanzen im natürlichen Rohzustand ohne andere Geschmacksstoffe mögen werden. Die meisten Menschen haben nicht nur einen verwöhnten Gaumen, sondern auch noch degenerierte Geschmacksnerven. Ihr Gaumen ist so stark an Gewürze und künstliche Zusatzstoffe gewöhnt, dass ihnen natürliche Speisen oft gar nicht mehr schmecken.

Wenn Sie Ihre Ernährung konsequent umstellen, wird Greenfood Ihr Leben in erstaunlicher Weise verändern. Sie werden sich von Tag zu Tag wohler fühlen. Haben Sie etwas Geduld mit sich selbst. Jahrelange Fehlernährung und unnatürliche Lebensweisen können in den seltensten Fällen von heute auf morgen überwunden werden. Wenn Sie erst einmal merken, wie gut Ihnen die Greenfood-Ernährung bekommt, werden Sie der ungesunden Zivilisationskost immer weniger nachtrauern.

Die Ernährung, die Sie gesund hält und fit macht

Wenn Sie die Greenfood-Fastenkur absolviert haben, dann hat sich Ihr Magen verkleinert und somit auch Ihr Appetit. Wenn

Sie nun die alten Essgewohnheiten wieder aufnehmen und über-
wiegend tote und zerkochte Nahrungsmittel verzehren, war die
ganze Mühe umsonst. Machen Sie es sich von nun an zur
Gewohnheit, bis zum Mittagessen nur rohes, reifes Obst, frisches, rohes Gemüse mit einigen Wildkräutern, knackige, frische
Keime, einige Nüsse, Mandeln und Kürbiskerne zu verzehren.
Morgens befindet sich der Körper in der Ausscheidungsphase,
und die frischen Greenfood-Säfte sowie das saftige Obst helfen
Ihrem Körper, die Schlacken schneller auszuspülen. Bestand
Ihr Frühstück bisher aus Brötchen mit Belag oder Müsli, ist die
Umstellung auf Obst zunächst ein wenig ungewohnt. Sie
benötigen zirka ein bis zwei Wochen, um Ihren Körper auf die
neue Ernährung umzustellen. Nach dieser Zeit hat sich der
Körper an die täglichen Obstmahlzeiten gewöhnt, und es
besteht kein Verlangen mehr nach anderen Speisen. Probieren
Sie es doch einfach aus. Sie werden erstaunt sein, wie wohl Sie
sich fühlen, denn Sie haben nun mehr Energie zur Verfügung
als zuvor. Obst und Gemüse ist schnell verdaut, und deshalb
sparen Sie eine Menge Energie, die sonst für die lange Verdau-
ungszeit verschwendet wurde. Unterstützen Sie jeden Morgen
die Ausscheidungsphase Ihres Körpers. Denken Sie daran, dass
alle Schlacken und Gifte, die Ihr Körper nicht richtig auss-
scheiden kann, Sie alt, krank und hässlich machen.
Vielleicht haben Sie die Erfahrung gemacht, dass Ihr geschädigtes Verdauungssystem rohes Obst und Gemüse schlecht vertragen kann. Sie werden sehen: nach der Fastenkur sieht das ganz
anders aus. Wichtig ist, dass Sie Obst nicht mit anderen Nahrungsmitteln kombinieren. Obst darf immer nur für sich allein
verzehrt werden. In vielen Familien wird Obst zum Nachtisch
gereicht oder ein roher Apfel vor dem Schlafengehen für eine
bessere Verdauung gegessen. Der Fruchtzuckergehalt in Obst
führt jedoch dazu, dass der im Verdauungstrakt befindliche Spei-

sebrei zu gären beginnt und den Organismus dadurch belastet. Wenn Sie die Richtlinien der Greenfood-Ernährung befolgen, werden Sie sich schon nach wenigen Wochen wesentlich wohler fühlen. Verfallen Sie jedoch nicht gleich wieder in alte Gewohnheiten, wenn Beschwerden verschwinden oder Sie sich etwas besser fühlen. Schauen Sie sich Ihre Zunge an. Erst wenn der Belag auch im hinteren Drittel völlig verschwunden ist, ist Ihr Gesundheitszustand gut – das kann bei Menschen mit chronisch geschädigtem Magen- und Darmsystem einige Zeit dauern.

Das Frühstück
Trinken Sie direkt nach dem Aufstehen ein Glas Green Kamut oder frisch ausgepressten Weizen-oder Gerstengras-Saft. Zum Frühstück können Sie reifes Obst verzehren, das viel Fruchtwasser enthält. Besonders geeignet sind Melonen, Apfelsinen, Pampelmusen, Pfirsiche, Äpfel, Birnen, Trauben, Kiwis oder auch Gurken. Zu dieser Obstmahlzeit können Sie fünf bis sechs Spirulina-Tabletten einnehmen. Nun sind Sie fit für den Tag. Sie werden merken, wie wohl Sie sich fühlen, weil das Verdauungsystem nicht belastet wird und der Fruchtzucker im Obst schnelle Energie für Körper und Gehirn bereitstellt. Essen Sie etwas Obst, Keime, Wildkräuter oder rühren Sie einen Löffel Spirulina-Pulver in ein Glas mit Apfelsaft ein, wenn Sie im Laufe des Morgens wieder Hunger bekommen.

Das Mittagessen
Trinken Sie zirka 1/2 Stunde vor dem Mittagessen einen grünen Grassaft oder nehmen Sie die Kraft der Gräser in Tablettenform zu sich. Denken Sie bei der Auswahl Ihrer Speisen daran, wie wichtig es ist täglich wenigstens 70 Prozent basenbildende Kost zu verzehren. Wenn Sie unter keiner schweren Krankheit leiden, dann überlasse ich es Ihrem Geschmack, was

Sie zu Mittag essen möchten. Beachten Sie aber nach Möglichkeit die Regeln der Trennkost.

Wenn Sie gerade erst gefastet haben, müssten Sie eigentlich bereits von einem großen Salatteller satt sein. Gewöhnen Sie sich nicht wieder an große Portionen und bevorzugen Sie bei jeder Gelegenheit Rohkost. Denken Sie an die lebendigen Enzyme, die in Rohkost reichlich enthalten sind. Gekochte Speisen hingegen verändern während des Erhitzens ihre Struktur und Wirksamkeit. Proteine gerinnen, die wertvollen L-Aminosäuren werden in die minderwertigen D-Aminosäuren umgewandelt. Vitamine werden zum Teil, Enzyme sogar völlig zerstört. Auch wenn Sie sich überwiegend von Rohkost ernähren, können Sie wunderbar schlemmen. Es gibt neben den einheimischen Früchten und Gemüsesorten wunderbare Tropenfrüchte, die das Rohkostessen zu einem Genuss machen. Denken Sie daran: Rohkost in Kombination mit grünen Pflanzenprodukten ist eine kraftvolle Überlebensnahrung, die Sie gesund und vital erhalten wird, wenn Ihre Freunde und Bekannten nach und nach durch die Beschwerden der Zivilisationskost an den jämmerlichsten Erkrankungen leiden werden. Wenn Ihnen eine reine Rohkosternährung nicht zusagt und Sie der Meinung sind, der Mensch brauche hin und wieder etwas Warmes zu essen, dann suchen Sie sich schmackhafte Gerichte aus dem Rezeptteil dieses Buches aus oder kochen Sie Ihre Mahlzeiten nach den Regeln der Trennkost.

Fleischesser sollten nicht öfter als zweimal in der Woche Fleisch essen und dann nach Möglichkeit Geflügel den Vorzug geben.

Das Abendessen
Wer abends warm essen möchte, sollte tagsüber möglichst nur Rohkost verzehren und sättigende Spirulina oder Kamut-

Getränke zu sich nehmen. Essen Sie nach einer warmen Abendmahlzeit oder nach Brot kein rohes Obst mehr.

Menschen, die an einer Gewebeübersäuerung oder an chronischen Krankheiten leiden, können am Abend schmackhafte Gerichte aus nichtsäuerndem Getreide herstellen. Quinoa, Amaranth, Buchweizen, Hirse und Mais sind glutenfrei, nicht säurebildend und haben eine schnelle Garzeit. Vor dem Verzehr werden sie leicht angekeimt, indem man sie acht Stunden in Wasser einweicht. Dadurch werden sie zu einer leicht verdaulichen Vollwertnahrung. Diese Getreidearten sind ganz besonders für den kranken Menschen zu empfehlen. Kaufen Sie Obst und Gemüse möglichst nur im Bioladen oder beim Biobauern. Wenn kein Bioladen in Ihrer Nähe ist oder wenn Sie wenig Zeit haben, können Sie sich frisches Obst, Gemüse oder Tropenfrüchte direkt ins Haus schicken lassen. Inzwischen bieten immer mehr Verkäufer diesen praktischen Service an (Adresse siehe Anhang). Natürlich ist dieses Gemüse und Obst nicht so preiswert wie das gespritzte Supermarktobst, aber Sie müssen bedenken, dass Sie sehr viel Geld einsparen, wenn Sie kein Fleisch, keine Konserven, Tiefkühlkost, Süßigkeiten usw. mehr einkaufen.

5. Die grüne Medizin – befreien Sie sich mit der richtigen Ernährung von Ihren Beschwerden

Eine Krankheit kann erst dann richtig ausheilen, wenn die Ursache beseitigt wurde. Leider werden in der heutigen Zeit Krankheiten nicht richtig ausgeheilt, sondern nur die Symptome unterdrückt. Dadurch fühlt man sich kurzfristig besser, aber die Wurzel allen Übels wird nicht beseitigt. Viele Ärzte und Patienten wissen immer noch nicht, dass eine richtige Ernährung viele Krankheiten heilen oder zuminderst einen leidvollen Zustand deutlich verbessern kann. Wir dürfen nicht vergessen, dass unser Körper immer versucht, sich selbst zu heilen, indem er die angestauten und krankmachenden Gifte entweder ablagert oder hinausbefördert. Erkältungen, eiternde Mandeln, Hautausschläge, Furunkel oder Ekzeme sind natürliche Heil- und Reinigungsreaktionen, die der Körper einsetzt, um sich auf diesem Weg von krankmachenden Substanzen zu befreien. Ein gesunder, unverschlackter Körper bekommt keine Erkältung – selbst dann nicht wenn er mit vielen Viren und Bakterien konfrontiert wird.

Nachfolgend finden Sie einige Krankheitsbilder, die sich auf ganz natürliche Weise durch den Verzehr von Greenfood bessern oder sogar heilen lassen. Pflanzliche Kost aktiviert die Selbstheilungskräfte des Körpers und gibt ihm alle wichtigen Nährstoffe, die er benötigt, um Krankheiten abzuwehren oder um giftige Substanzen besser ausscheiden zu können.

Allergien

Da Allergien in der heutigen Zeit ständig zunehmen, möchte ich an dieser Stelle etwas näher auf dieses Thema eingehen. Inzwischen ist es nicht mehr ungewöhnlich, dass sich fast jeder Zweite mit irgendeiner Allergie herumquält. Nicht nur die »normalen« Allergien machen uns das Leben schwer, ganz besonders heimtückisch ist das schwierige Gebiet der Nahrungsmittelallergien. Ärzte und naturheilkundliche Behandler wissen, wie schwer Nahrungsmittelallergien zu diagnostizieren und zu behandeln sind, weil die Laborbefunde in vielen Fällen keine eindeutigen Hinweise geben.

Bei Kindern und Erwachsenen äußeren sich Lebensmittelallergien häufig in Form von Unruhe, Nervosität, Hyperaktivität, Aggression, Antriebslosigkeit und Konzentrationsschwäche. Begleitet werden diese Symptome in vielen Fällen von ganz unterschiedlichen körperlichen Beschwerden, wie zum Beispiel: Niesanfälle, ständig laufende Nase, Bindehautentzündungen, Nasenverstopfung, Asthma, Migräne, Nebenhöhlenentzündungen, häufige Mandelentzündungen, Juckreiz, Ekzeme, Neurodermitis, Kopfschmerzen, Magen- und Darmstörungen, chronischer Reizhusten, Muskelschmerzen und Kreislaufstörungen. Häufig werden diese Symptome falsch behandelt. Wenn sich eine Nahrungsmittelallergie durch Beschwerden im psychischen oder psychosomatischen Bereich äußert, können Beruhigungsmittel oder Psychotherapien natürlich keinen Erfolg bringen.

Wodurch entsteht eine Nahrungsmittelallergie?
Eine gesunde Darmflora bildet eine Schutzbarriere gegen Nahrungsmittelallergene. Durch denaturierte Nahrungsmittel, zu wenig Ballaststoffe, zu wenig chlorophyllhaltige Pflanzen, durch zu viel tierisches Eiweiß, übermäßiges Essen, durch Konservierungsmittel, Farbstoffe und häufige Einnahme von Antibiotika wird die Darmflora geschädigt. Hinzu kommt, dass unser Immunsystem durch Elektrosmog und Chemikalien aus der Umwelt täglich belastet wird. Es ist nicht ungewöhnlich, dass Babys und Kleinkinder bereits in den ersten Lebenswochen und Jahren Antibiotika verordnet bekommen. Wenn die Darmflora durch all diese Belastungen schließlich krankhaft verändert wird, treten die Nahrungsmittelallergene durch die Darmwand hindurch und können im ganzen Körper allergische Reaktionen hervorrufen. Den klassischen Allergien wie Heuschnupfen, Asthma und Neurodermitis liegt oft eine Nahrungsmittelallergie zugrunde.

Woran erkennt man eine Nahrungsmittelallergie?
Eine Nahrungsmittelunverträglichkeit ist in der Tat recht schwierig zu erkennen. Häufig beginnt sie mit unklaren

Magen- und Darmbeschwerden oder Durchfall. Oder sie tritt im Wechsel mit Verstopfung und Blähungen auf. Es kann auch sein, dass man sich nach dem Essen müde, unwohl und erschöpft fühlt. Auch kommt es häufig vor, dass Menschen, die unter einer Nahrungsmittelunverträglichkeit leiden, sich dann am wohlsten fühlen, wenn sie nichts essen. In einigen Fällen kann auch eine große Abneigung gegen bestimmte Nahrungsmittel auf ein Allergen hinweisen. Häufiger jedoch kommt es vor, dass Patienten einen suchtähnlichen Heißhunger auf ihr Allergen entwickeln. Bei Kindern weisen chronische Mandelentzündungen oder vergrößerte Mandeln, Asthma, spastische Bronchitis und Sinusitis (Nasennebenhöhlenentzündung) häufig auf eine Kuhmilchallergie hin. Zu den Nahrungsmitteln, die am häufigsten Unverträglichkeiten auslösen, gehören: Milch und Milchprodukte, Eier – besonders Eiweiß, das auch in vielen Fertigprodukten enthalten ist –, Fleisch aus Masttierhaltung, Zitrusfrüchte, Kaffee, Schwarztee und Alkohol.

Was können Sie tun?

Zunächst einmal können Sie es mit einer Ausschaltungsdiät versuchen, um herauszufinden, auf welche Nahrungsmittel Sie allergisch reagieren (zirka 14 Tage lang). Meiden Sie auch Fleisch und Wurst. Diese Produkte sind meist stark mit Hormonen und Antibiotika belastet und können diverse Allergien auslösen. Säurebildende Nahrungsmittel fördern Allergien und Ekzeme, ernähren Sie sich deshalb überwiegend basisch.

Entgiften Sie Ihren Darm durch Greenfood-Fasten und bauen Sie die Darmflora im Anschluss daran mit Grassäften und Bleibeklistieren wieder auf. Lutschen Sie zwei Monate lang jeden Abend drei Stunden nach der letzten Mahlzeit drei bis fünf Scheiben Cassia (siehe Erkrankungen des Verdauungstraktes). Dadurch wird die Verdauung angeregt, und die im

Darm befindlichen Toxine werden schneller ausgeschieden. Viele Ärzte verschreiben bei Allergien häufig die sogenannten Antihistaminika, die zwar kurzfristig helfen, aber diverse Nebenwirkungen haben. Zu den natürlichen Histaminunterdrückern gehören die Kalziumspender Alfalfa, Spirulina-Plus, Gräser und Algen. Trinken Sie täglich 100 ml Weizen- oder Kamutgras-Saft und fügen Sie zehn Tropfen Grapefruitkernextrakt hinzu.

Altersbeschwerden

Im Alter lässt die Enzymtätigkeit häufig nach, daher sind die grünen Nahrungsmittel unerlässlich. Frische grüne Säfte versorgen den Körper mit wertvollen Spurenelementen, Mineralstoffen und Aminosäuren. Spirulina-Plus und grüne Grassäfte versorgen den Körper mit wertvollem Kalzium, das besonders wichtig für die Knochen ist. Belasten Sie Ihren Körper nicht mit schwer verdaulichen und ungesunden Speisen, wenn Sie sich auch noch im Alter wohl und kräftig fühlen möchten.

Anämie

Die Eisenpräparate, die von den meisten Ärzten verschrieben werden, besitzen eine sehr schlechte biologische Verfügbarkeit und können verschiedene Nebenwirkungen hervorrufen. Die Einnahme von mehr als 2 g Eisen kann tödliche Folgen haben. In Deutschland sind sogar Eisenpräparate auf dem Markt, die nicht nur völlig wirkungslos, sondern sogar ausgesprochen schädlich sind. In fast allen anderen Ländern werden diese Präparate nicht mehr hergestellt.

Das organische Eisen in Kamut und in Spirulina wird vom menschlichen Körper außerordentlich gut absorbiert. Spirulina enthält 58-mal mehr Eisen als roher Spinat und 28-mal mehr Eisen als rohe Rinderleber. Damit ist Spirulina die reichste natürliche Quelle für organisches Eisen in völlig ungiftiger Form. Auch frische Wildkräuter sind besonders eisenhaltig. Essen Sie bevorzugt eisenhaltige Nahrungsmittel, wie rotes und grünes Gemüse, Seealgen, Weizenkeime, Brennnessel und Schnittlauch. Grüne Bohnen, Erbsen, schwarzen Tee und Kaffee sollten Sie möglichst meiden, da diese Nahrungsmittel die Eisenaufnahme im Körper behindern können.

Erkrankungen aus dem rheumatischen Formenkreis:
Arthritis – Arthrose – Rheuma
Bei diesen Erkrankungen ist es wichtig, dass Sie Ihre Ernährung konsequent umstellen. Da besonders die Arthrose, genau wie Rheuma, eine typische Übersäuerungskrankheit ist, sollten Sie alle säuernden Speisen wie Fleisch, Fisch, Eier, Getreide- und Milchprodukte möglichst reduzieren. Dann spüren Sie meist schon nach sechs bis acht Wochen eine deutliche Besserung. Auch das Greenfood-Fasten kann große Erleichterung bringen, besonders wenn es regelmäßig zweimal im Jahr durchgeführt wird. Fasten mit gründlicher Darmreinigung ist deshalb zu empfehlen, weil bei Arthritikern der Darm meist geschädigt ist. Bevor sich arthritische Schmerzen bemerkbar machen, muss der Darm schon eine ganze Weile geschädigt gewesen sein. Die im Darm durch falsche Ernährung entstandenen Gifte gelangen in den Blutstrom und können Gelenkentzündungen hervorrufen.
Bei arthritischen Beschwerden können die stark basischen Spirulina-Plus- und Alfalfa-Tabletten manchmal kleine Wunder bewirken. Nehmen Sie dreimal täglich fünf bis sieben Spirulina-Plus-Tabletten und dreimal täglich drei Alfalfa-Tabletten. Trinken Sie zusätzlich den Basentrank oder grüne Grassäfte. Zu empfehlen sind auch Algenbäder (zwei- bis dreimal wöchentlich) oder Umschläge, Teil- oder Ganzpackungen

mit Algenextrakten. Auch Um-schläge mit grüner Tonerde
können Linderung bringen.

Erkrankungen des Verdauungstraktes
Was Sie tun können, um Ihren Verdauungstrakt gesund zu erhalten
Essen Sie nach Möglichkeit kein Fleisch. Bei der Fleischver-
dauung entstehen im Darm krebserzeugende Substanzen.
Vegetarier leben viel gesünder und werden auffällig seltener von
Dickdarmkrebs befallen. Der Geruch der Ausscheidungspro-
dukte ist bei Fleischessern viel unangenehmer als bei Vegeta-
riern. Das liegt daran, dass tierische Nahrungsmittel beim Fäul-
nisprozess weitaus mehr giftige Substanzen entwickeln, als es
bei Pflanzenprodukten der Fall ist.

Der Mensch ist kein Fleischfresser
Wenn wir unsere Darmwände mit denjenigen fleischfressender
Tiere vergleichen, fällt uns auf, dass unsere Darmwände zahlreiche Einbuchtungen und Zotten enthalten, in denen sich bei falscher Ernährung verfaulte Nahrungsreste ansammeln können.
Die Darmwände fleischfressender Tiere hingegen sind glatt
und geradlinig. Ihr Verdauungstrakt ist sehr kurz, damit die
Speisen möglichst schnell verdaut werden können. Anhand
dieser anatomischen Unterschiede lässt sich leicht feststellen,
dass der Mensch eigentlich kein Fleischfresser ist. Unser Darm
enthält Einbuchtungen und Vertiefungen, und deshalb benötigen wir faserstoffhaltige Nahrungsmittel, damit der Darmin-
halt besser durch den Darm rutschen kann. Ballast- oder Faser-
stoffe säubern den Darm wie ein reinigender Besen, sie beseitigen Stauungen, verkürzen die Verweildauer der Nahrung im
Dickdarm, binden und deaktivieren Krebs erregende Substanzen. Faserstoffreiche Pflanzennahrung wie Gersten-, Weizen-
oder Kamutsaft sorgen dafür, dass abgestorbene Pilze, Stoff-

wechselschlacken und Fäulnisprodukte den Verdauungstrakt schneller passieren können. Die Enzyme in den grünen Pflanzen beseitigen Verdauungsbeschwerden und lassen Entzündungen schneller abklingen.

Flohsamenschalen, Knoblauch, Senf, Rettich, grüne Tonerde und Papayakerne hemmen krankmachende Darmbakterien, entfernen Gifte und sorgen für eine gute Verdauung.

Eine geschädigte Magen- und Darmschleimhaut benötigt Beta-Karotin

10–15 Spirulina-Tabletten täglich reichen aus, um den täglichen Bedarf an diesem Provitamin zu decken. Außerdem hilft Spirulina, die wertvollen Laktobakterien im Darm wieder aufzubauen. Wenn die Darmflora wieder voll funktionstüchtig ist, führt das zu einer besseren Aufnahme der Nährstoffe, zu mehr Schutz vor Infektionen und zu einer Stimulierung des Immunsystems.

Dickdarmreinigung-Klistiere

Während Glaubersalz den Dünndarm gründlich reinigt, reinigen Einläufe den Dickdarm. Sie sind besonders zu empfehlen bei Hauterkrankungen, Pilzbefall des Darms, Kopfschmerzen, Verstopfung, Magen- und Darmerkrankungen, Allergien und chronischer Infektanfälligkeit.

Der normale Reinigungseinlauf: Dieser Einlauf bleibt nur kurze Zeit im Darm und wird dann wieder ausgeschieden. Auch hier ist eine kurmäßige Anwendung zu empfehlen.

Für einen Einlauf benötigen Sie 250 ml Weizengras-Saft, 250 ml Kamillentee und 250 ml Spirulina (auf 250 ml Wasser einen Teelöffel Spirulina geben und gut verrühren). Alle Zutaten miteinander vermischen und in einen Irrigator füllen.

Bleibeklistier: Das Bleibeklistier wird abends verabreicht. Es wird von der Darmschleimhaut vollständig aufgenommen. Frische Kamut-, Gersten- oder Weizengras-Säfte oder aufgelöstes Spirulina-Pulver sind besonders zu empfehlen. Durch ihren hohen Enzymgehalt helfen diese Säfte, eine gesunde Darmflora aufzubauen. Die Bleibeklistiere werden 1 : 1 mit Wasser oder Kamillentee verdünnt. Für einen Einlauf kurz vor dem Schlafengehen benötigen Sie nur 10–40 ml Klistiere dürfen nicht bei Blinddarmentzündungen oder anderen entzündlichen Erkrankungen im Bereich der Darmhöhle sowie bei blutigen Darmentzündungen oder Darmfisteln eingesetzt werden.

Blähungen
Wenn durch die richtige Ernährung schädliche Bakterien und Mikroorganismen in ihrem Wachstum gehemmt werden, entstehen im Darm weitaus weniger schädliche Gase. Wenn Sie regelmäßig Greenfood konsumieren, werden Sie feststellen, dass Sie kaum noch unter Blähungen leiden. Blähungen können aus unterschiedlichen Gründen entstehen:

❖ Entweder wurden Nahrungsmittel konsumiert, die Blähungen verursachen, wie zum Beispiel Kohl, Zwiebeln oder Hülsenfrüchte, oder es wurden Speisen verzehrt, die zu wenig oder keine lebendigen Enzyme enthielten.

❖ Besonders nach dem Verzehr von tierischem Eiweiß leiden viele Menschen unter übelriechenden Blähungen, weil auch hier wieder Enzyme fehlen, die das Eiweiß richtig verdauen. Wenn Sie nicht auf Fleisch verzichten wollen, sollten Sie nach einer Fleischmahlzeit unbedingt grüne Papaya essen oder Papaya-Tabletten einnehmen, damit das Eiweiß besser verdaut wird und weniger Eiweißfäulnis im Darm entsteht.

❖ Wie bereits erwähnt, leiden viele Menschen unter einer Laktoseunverträglichkeit und bekommen von Milchprodukten Blähungen, weil ihnen ein Enzym im Darm fehlt, das für die Verdauung von Milchzucker verantwortlich ist.

❖ Blähungen, die sich bereits während des Essens oder kurz danach bemerkbar machen, können auf eine Enzymschwäche der Bauchspeicheldrüse hinweisen. Alle grünen Pflanzen und Pflanzensäfte wirken durch ihren hohen Enzym- und Chlorophyllgehalt regenerierend auf alle Verdauungsdrüsen.

Blähbauch

Viele Frauen, die eigentlich recht schlank sind, haben einen sogenannten Blähbauch, der auch durch Gymnastik nicht richtig wegzutrainieren ist. Abends arbeitet unser Verdauungssystem auf Sparflamme. Wer abends zu viel oder das Falsche isst, belastet seinen Verdauungstrakt. Wenn die Speisen über Nacht zu lange im Magen-Darm-Trakt verweilen, bilden sich Gase, die zu einem Blähbauch führen. Nehmen Sie abends Nahrungsmittel zu sich, für deren Verdauung der Körper maximal zwei Stunden benötigt, wenn Sie unter einem Blähbauch leiden. Dazu gehören Reis, nichtsäurebildendes Getreide, gekochter Fisch, Kartoffeln und Gemüse. Um Rindfleisch, Schweinefleisch und gebratenes Geflügel zu verdauen, benötigt der Körper fünf bis sieben Stunden. Bei Ölsardinen dauert es sogar acht bis neun Stunden. Der Bauchraum ist außerdem äußerst sensibel für die Aufnahme von Wasser. Essen Sie deshalb möglichst viel Obst und Gemüse am Morgen, das ist reich an Kalium und regt die Wasserausscheidung im Körper an.

Verstopfung

Eine gute und regelmäßige Verdauung ist äußerst wichtig, damit das Essen nicht zu lange im Darm verweilt. Wenn Sie täglich reichlich rohes Obst und Gemüse essen, werden Sie keine weiteren Verdauungshilfen benötigen. In den meisten Fällen hilft schon der Verzehr von frischen Kokosnüssen, um die Verdauung anzuregen. Wer jedoch bereits seit Jahren unter Verdauungsbeschwerden leidet, kann folgende unschädliche Mittel einsetzen.

Verstopfung beseitigen mit Flohsamen
Zur täglichen Darmregulierung rühren Sie vor dem Schlafengehen zwei Esslöffel Flohsamen in 1/4 Liter Flüssigkeit ein und trinken es sofort aus.

Verstopfung beseitigen mit Cassia
Cassia – auch Sennesfrucht oder Manna genannt – ist eine tropische Frucht. In der langen schwarzen Schote befinden sich kleine schwarze, klebrige Plättchen von sehr angenehmem Geschmack. Cassia hat nicht nur eine abführende Wirkung, es unterstützt den Körper auch bei der Entgiftung und Blutreinigung. Wenn Sie unter Verstopfung leiden, dann lutschen Sie am ersten Tag eine Stunde vor einer Mahlzeit oder abends drei Stunden nach der letzten Mahlzeit drei bis fünf Scheiben Cassia. Am zweiten Tag nehmen Sie sechs bis zehn Scheiben Cassia. Zeigt sich keine Wirkung, können Sie am dritten Tag wieder die doppelte Menge einnehmen. Ihr Körper wird Ihnen genau sagen, wie viel er für eine gesunde und normale Verdauung benötigt. Wenn Sie Bauchkrämpfe oder Durchfall bekommen, dann verringern Sie die Dosis. Normalerweise reichen fünf bis acht Scheiben aus, um die Verdauung anzuregen. Sie können jedoch selbst am besten herausfinden, wie viel Cassia Ihr Körper benötigt.
Cassia muss kühl, luftig und dunkel gelagert werden, dann ist es lange haltbar. Am besten wickeln Sie die Stangen in feuchte Tücher und bewahren sie im Kühlschrank auf. Die Stangen lassen sich ganz leicht mit einem Nussknacker öffnen. Kratzen Sie

die Plättchen mit einem Messer heraus und füllen Sie sie in ein kleines geschlossenes Gefäß. Im Kühlschrank gelagert ist Cassia dann immer griffbereit (Bezugsquelle siehe Anhang).

Verstopfung beseitigen mit grüner Heilerde
Dreimal täglich ein Teelöffel grüne Heilerde zu den Mahlzeiten eingenommen regt die Verdauung an. Bei starker Verstopfung sind Cassia und Flohsamenschalen wirkungsvoller.

Durchfall
Bei den ersten Anzeichen einer Durchfallerkrankung (leichte Bauchkrämpfe) sollten Sie sofort zwei Teelöffel grüne Tonerde einnehmen, dadurch werden die Gifte gebunden. Wenn Sie den Durchfall nicht mehr aufhalten können, gleicht Spirulina-Plus die Mineral- und Proteinverluste schnell wieder aus.

Sodbrennen und Magengeschwüre
Bei allen Magenerkrankungen sollten Sie nach Möglichkeit Milchprodukte meiden. Besonders Milch und Käse führen zu einer Übersäuerung des Magens.
Häufiges Sodbrennen ist ein nicht zu unterschätzendes Warnzeichen. Es weist nicht nur auf ein Magenproblem hin, sondern auch auf einen kranken Bauchspeichel- und Leberstoffwechsel. Trinken Sie weder Milch, Pfefferminztee noch Alkohol, wenn Sie unter Sodbrennen leiden. Diese Mittel entspannen den Schließmuskel der Speiseröhre, sodass die Magensäure leichter hochsteigen kann. Wenn Sie schon vor den Mahlzeiten unter Sodbrennen leiden, kann das auf ein Magengeschwür hinweisen. Magengeschwüre treten am häufigsten bei Leuten auf, die bevorzugt fettreiche, faserarme und säurebildende Kost, wie zum Beispiel Fleisch, Fisch, Eier und Milchprodukte, verzehren. Sorgen, Stress und hastiges Essen fördern die Bildung

eines Magengeschwürs noch zusätzlich. In der Regel werden Patienten, die unter Magengeschwüren leiden, mit antaziden Medikamenten (Säureblockern) behandelt. Säureblocker führen meist eine schnelle Besserung herbei, aber sie beseitigen die Ursache nicht. Auf diese Weise geraten Sie schnell in einen Teufelskreis. Es dauert nicht lange, und Sie können nicht mehr ohne diese Mittel leben. Glücklicherweise gibt es Nahrungsmittel, die die überschüssige Säure im Magen auf natürliche Weise neutralisieren können. Wenn Sie grüne Säfte trinken, Spirulina-Tabletten einnehmen und sich an die Grundregeln der Greenfood-Ernährung halten, benötigen Sie keine Medikamente gegen Magenübersäuerung. Essen Sie außerdem möglichst viele Wildkräuter, vor allem auch Löwenzahn, damit der Leberstoffwechsel in Schwung kommt.

Gallebeschwerden

Trinken Sie täglich die enzymreichen grünen Säfte und essen Sie viel frischen Löwenzahn. Auch Artischockensäfte sind zu empfehlen. Würzen Sie Ihre Speisen mit gutem Olivenöl.

Lebererkrankungen

Auch bei Lebererkrankungen ist das Essen frischer Wildkräuter sehr zu empfehlen. Vor allem Löwenzahn und junge Beifußblätter haben eine leberreinigende Wirkung. Über den Tag verteilt können Sie drei Tassen Tausendgüldenkraut oder Angelikawurzeltee trinken. Nehmen Sie zusätzlich ein Soja-Lezithin-Präparat, es enthält das für die Leber so wichtige Cholin. Ein Mangel an Cholin führt zur Verhärtung der Arterien und zu Leberverfettung. Lezithin ist auch in Weizenkeimen, in grünem Blattgemüse und in Haferflocken enthalten. Leberkräftigend wirken alle schwefelhaltigen Gemüsesorten wie zum Beispiel: Bohnen, Erbsen, alle Kohlarten, Brokkoli,

Bärlauch, Kresse, Rettich, Knoblauch, Zwiebel, Pastinaken, roher Spinat und rote Beete. Spirulina, Alfalfa, Gersten- und Kamutsaft wirken regenerierend und entgiftend auf die Leber.

Stoffwechselerkrankungen
Gicht
Gicht entsteht, indem sich nadelförmige Harnsäurekristalle in einem Körperteil ablagern und dort Schmerzen und Schwellungen verursachen. Auch bei Gicht ist eine konsequente Ernährungsumstellung dringend erforderlich. Essen Sie möglichst viele frische bittere Wildkräuter, trinken Sie grünen Hafersaft- und Brennnesseltee sowie Frischpflanzensäfte aus Kamut-, Weizen- und Gerstengras. Auch Frischpflanzensäfte aus Löwenzahn, Artischocke, Birke oder Brennnesseln sind zu empfehlen. Kaffee, Alkohol, Nikotin, Essig, Milcherzeugnisse und natürlich alle Fleischprodukte sollten Sie nach Möglichkeit meiden. Wichtig ist außerdem eine ausreichende Flüssigkeitszufuhr, damit die überschüssige Harnsäure besser ausgeschieden wird. Wenn Sie trotz fleischloser Kost immer noch Gichtanfälle bekommen, dann sollten Sie auch auf die säuernden Brotprodukte verzichten.

Erhöhter Cholesterinspiegel
Sämtliches Cholesterin, das wir über die Nahrung aufnehmen, stammt von Fleisch, Fisch, Milchprodukten und Eiern. In pflanzlichen Lebensmitteln findet man kein Cholesterin. Wenn Sie diese Produkte meiden, lässt sich der Cholesterinspiegel ganz einfach senken. Am gefährlichsten sind die gesättigten Fette, die hauptsächlich in Käse, Fleisch und hydrierten Ölen vorkommen. Distel-, Soja-, Oliven-, Avocado- und Erdnussöl enthalten mehrfach ungesättigte Fette, die das Cholesterin sogar senken können. Gestalten Sie Ihren Speiseplan so, dass

Sie möglichst viele natürliche Cholesterinsenker unterbringen können. Dazu gehören: Avocados, Spinat, Grassäfte, alle Bohnenarten, Brokkoli, Zwiebeln, Knoblauch, Spirulina, Pektin und alle Frischpflanzensäfte aus Kräutern und Wildkräutern. Steigen die Fettwerte im Blut an, kann das Blut nur noch schwerfällig und zäh dahinfließen.

Verbessern Sie Ihre Blutqualität durch grüne Säfte und essen Sie eine Stunde vor den Mahlzeiten einen Teelöffel grüne Heilerde. Dadurch wird das schädliche Cholesterin zum Teil gebunden und besser ausgeschieden. Ein besonders gutes Mittel gegen erhöhte Cholesterinwerte erhalten Sie, wenn Sie Gerstengras-Saft mit Artischocken- und Knoblauchsaft mischen und das Ganze kurmäßig einige Wochen lang trinken. Spirulina senkt den Cholesterinspiegel durch den hohen Anteil an gesättigten Fettsäuren, Flohsamenschalen saugen überschüssiges Cholesterin auf.

Hypoglykämie (niedriger Blutzuckerspiegel)

Viele Menschen leiden unter einer Hypoglykämie, ohne es zu wissen, denn ein niedriger Blutzuckerspiegel wird beim Arzt nur selten erkannt. Eine Hypoglykämie äußert sich durch Schwächegefühl, Müdigkeit, Nervosität, Erschöpfung, Schwindel, leichte depressive Verstimmungen und durch ein starkes Verlangen nach Süßigkeiten. Treten diese Symptome auf, greifen viele Menschen zu Süßigkeiten oder Alkohol, um das Blut und damit Gehirn und Nerven mit Glukose zu versorgen. Auch Kaffee und Nikotin jagen den Blutzuckerspiegel nach oben. Durch diese Mittel gelangt man schnell in einen Teufelskreis, denn der Glukosespiegel steigt nur kurzfristig an, um dann wieder drastisch abzusinken.

Falsche Ernährung, vor allem häufiger Zuckerkonsum, führt zu einem ständigen Auf und Ab des Blutzuckerspiegels, wodurch die Bauchspeicheldrüse mit der Zeit sehr leidet. Unser Körper ist einfach nicht auf große Zuckermengen eingestellt. Wenn wir zu viel Zucker verzehren, produziert die Bauchspeicheldrüse zu viel Insulin auf einmal. Dies hat zur Folge, dass im Blut jetzt Zuckermangel entsteht, der zu Müdigkeit, Gereiztheit und Erschöpfung führt. Normalerweise treten diese Blutzuckerschwankungen im Verlauf des Tages mehrmals auf. Wer jedoch morgens kaum aus dem Bett kommt und lange Zeit benötigt, bis er halbwegs wach wird, der leidet vielleicht schon morgens unter einem sehr niedrigen Blutzuckerspiegel.

Bei den ersten Anzeichen einer Hypoglykämie bringen Spirulina und Kamutsaft sofort Energie und gleichen die Blutzuckerschwankungen aus. Spirulina enthält keine unverdaulichen Substanzen, deshalb können innerhalb kürzester Zeit ohne Energieaufwendung konzentrierte Nährstoffe, Enzyme und Schutzstoffe direkt in den Blutstrom gelangen. Nehmen Sie bei Bedarf zwei Teelöffel Green Kamut oder 15 Tabletten Spirulina ein. Wichtig ist, dass Sie sowohl den Saft als auch die Tabletten gut einspeicheln.

Wer häufig unter einer Hypoglykämie leidet, sollte schon morgens auf nüchternen Magen einige Tabletten Spirulina einnehmen und tagsüber reichlich frisches Obst und Gemüse verzehren. Wenn Sie den Teufelskreis der Hypoglykämie durchbrechen wollen, müssen Sie den Verzehr von Brot-Getreidegerichten und vor allem Süßigkeiten drastisch einschränken.

Entzündungen und Fieber

Bei allen fiebrigen, entzündlichen oder schmerzhaften Erkrankungen ist es wichtig, den Körper sofort durch grüne Säfte zu entsäuern. Solange der Patient im akuten Stadium verweilt, ist das Fasten mit grünen Säften und Heilerde die beste Medizin. Der Körper darf besonders jetzt nicht mit schwer verdaulichen oder denaturierten Nahrungsmitteln belastet werden. Durch Spirulina (täglich 25 Tabletten) oder grüne Säfte bekommt der Körper alle wichtigen Nähr- und Schutzstoffe, die er jetzt benötigt. Wenn der Patient Appetit bekommt, dann reichen Sie ihm vitamin-C-reiches Obst wie Kiwis oder Zitrusfrüchte. Denken Sie auch an die natürlichen Antibiotika Knoblauch, Zwiebel und Kapuzinerkresse.

Halsentzündung
Versuchen Sie es erst einmal mit einer sanfteren Version, bevor Sie bei einer Halsentzündung gleich zu harten Medikamenten greifen. Legen Sie sich gleich zu Beginn der ersten Beschwerden für einige Zeit eine geschälte frische Knoblauchzehe zwischen Wange und Zähne. Die antibiotischen Wirkstoffe des Knoblauchs gelangen mit dem Speichel an die erkrankten Stellen und vernichten auf natürliche Weise die Bakterien. Essen Sie zusätzlich möglichst viel frische Zwiebeln und Kresse.

Haarprobleme
Wenn Ihr Haar glanzlos oder brüchig aussieht, dann ist nicht nur Ihr Haar krank, sondern auch Ihr gesamter Stoffwechsel. Logischerweise können Haarkuren und Packungen in diesem Fall nicht viel helfen. Haarschäden, die oft über Jahre entstanden sind, können nicht in wenigen Tagen behoben werden. Durch falsche Ernährung, falsche Pflegeprodukte, Dauerwellen, Strahleneinflüsse, Demineralisierung des Körpers, häufiges Färben oder durch zu starke Sonneneinwirkung geschädigtes Haar sollte möglichst zurückgeschnitten werden.
Gesundes und kräftiges Haar können Sie nur dann haben, wenn die Haarwurzeln in einer mit genügend Nährstoffen versorgten Kopfhaut leben. Je mehr Sie Ihren Körper mit gesundem Greenfood versorgen, umso kräftiger und glänzender wird

das nachwachsende Haar sein. Verzehren Sie häufig Lebensmittel, die den Mineralstoff Schwefel enthalten, wenn Ihr Haar seidig glänzen soll. Schwefel ist besonders reichhaltig in Spirulina-Plus, Kohl, Senf, Schnittlauch, Zwiebeln, Porree, Knoblauch, Meerrettich, Nüssen und in Fisch enthalten.

Fettiges Haar

Fettige Haare können Ausdruck einer Stoffwechselstörung sein, aber auch durch schlechte Luft, Stress und falsche Ernährung werden die Haare schneller fettig.

Bei fettigem Haar ist die fettabsorbierende grüne Tonerde sehr wirkungsvoll. Regelmäßige Packungen mit grüner Tonerde binden und regulieren den Talgüberschuss auf natürliche Weise. Für die Haare gibt es außerdem Algen-Haarkapseln, Algen-Shampoo, Algen-Haarwasser und -Haarpackungen.

Hauterkrankungen

Der Zustand der Haut lässt sich in 60–90 Tagen verbessern. Um die Haut glatt, gesund und schön zu erhalten, benötigt der Körper bestimmte Nährstoffe, die in den grünen Pflanzen reichlich enthalten sind. Besonders wichtig für den Kollagenaufbau der Haut ist Eisen, welches reichlich in Spirulina und Wildkräutern enthalten ist. Unebenheiten und Verkrustungen auf der Haut werden durch das eiweißzersetzende Enzym Papain aus der grünen Papaya aufgelöst. Wer täglich eine halbe Papaya isst, bekommt bald eine glatte und klare Haut. Kiwis enthalten reichlich Vitamin C, welches den Neuaufbau von Bindegewebe anregt. Wenn die Haut besonders trocken ist, dann fehlt ihr vielleicht der Mineralstoff Schwefel. Zu den schwefelhaltigen Lebensmitteln gehören: Kohl, Senf, Schnittlauch, Zwiebeln, Poree, Meerrettich, Nüsse und Fisch. Trockene Haut kann aber auch durch einen gestörten Fettstoffwechsel bedingt sein. In diesem Fall sorgen Olivenöl, Avocado und zwei Liter Brennnesseltee täglich für baldige Besserung.

Abszesse

Abszesse heilen viel schneller ab, wenn sie äußerlich mit Weizengras-Saft behandelt werden. Kauen Sie etwas Weizengras gründlich aus und achten Sie darauf, dass Sie keinen Saft herunterschlucken. Spucken Sie den ausgekauten Saft in ein kleines Gefäß und fügen Sie 2 ml Propolis-Tinktur hinzu. Ihr Speichel enthält ebenfalls Substanzen, die Bakterien vernichten und die Wundheilung beschleunigen. Geben Sie diese Mischung zwei bis dreimal täglich auf den Abszess. Kauen Sie das Weizengras aber immer frisch aus. Innerlich: Zur Blutreinigung trinken Sie täglich 200 ml Weizengras-Saft oder dreimal täglich Kamutsaft und vier Tassen Brennnesseltee.

Akne

Verzichten Sie auf Getreidenahrung, Milchprodukte und Schweinefleisch, wenn Sie diese Erkrankung endgültig los werden möchten, unter der das Selbstbewusstsein oft sehr leiden kann. Essen Sie so viel Rohkost wie möglich, reinigen Sie Ihren Körper durch grüne Säfte. Nehmen Sie täglich zehn bis fünfzehn Spirulina-Tabletten ein. Haben Sie ein wenig Geduld – in hartnäckigen Fällen lässt der Erfolg einige Monate auf sich warten.

Gesichtsmaske bei Hautunreinheiten

Verrühren Sie etwas grüne Tonerde mit frischem Weizen- oder Gerstengras-Saft zu einem Brei. Das Chlorophyll heilt Eiterpickel und Pusteln schneller ab, die Tonerde reguliert den Talgüberschuss der Haut. Bevor Sie eine Maske auftragen, sollten Sie die Poren Ihrer Haut durch ein Gesichtsdampfbad oder durch heiße Kompressen öffnen, damit die Wirkstoffe besser in die Haut einziehen können. Es geht am schnellsten, wenn Sie Ihr Gesicht einige Minuten über einen Kessel mit kochendem Wasser halten, sodass die Dämpfe die Poren der Haut öffnen. Wenn Sie einen schnellen Erfolg sehen möchten, sollten Sie wenigstens viermal pro Woche eine solche Maske auftragen.

Herpes

Spirulina ist ein wirkungsvolles Mittel, um ein schwaches Immunsystem wieder aufzubauen und zu kräftigen. Die in Spirulina reichhaltig enthaltene Aminosäure Lysin ist besonders hilfreich bei Herpesinfektionen. Nehmen Sie bei den ersten Anzeichen einer Herpesinfektion sofort zehn Spirulina-Tabletten ein. In vielen Fällen bricht die Erkrankung nicht richtig aus oder sie tritt in abgeschwächter Form auf. Für die Dauer der Erkrankung nehmen Sie täglich dreimal acht Tabletten ein. Äußerlich können Sie die erkrankten Stellen mit frischem Kamut-, Weizen- oder Gerstengras-Saft betupfen.

Ekzeme

Chlorophyllhaltige grüne Pflanzen sind intensive Blutreiniger. Ekzeme oder andere Hautausschläge können meist nur entstehen, wenn die Entgiftungsorgane des Körpers überfordert sind, der Körper versucht, einen Teil der angestauten Gifte über die Haut zu entsorgen. Eine intensive Blutreinigungskur mit grünen Säften über eine längere Zeit kann Ihnen helfen, Ihr Blut gründlich zu reinigen, sodass Ekzeme nicht wieder auftreten. (Sind die Ekzeme allergisch bedingt, ist es wichtig, den Darm mitzubehandeln.) Äußerlich: regelmäßig grüne Heilerde auftragen.

Herz-Kreislauf-Erkrankungen

Die Mineralstoffe Kalzium und Magnesium sind für eine gesunde Herz-Kreislauf-Funktion unentbehrlich. Für Stoffwechsel und Leistung der Herzmuskelzellen ist Magnesium von besonderer Bedeutung. Sorgen Sie deshalb für ausreichend Magnesium und Kalzium bei Ihrer Ernährung. Reich an Magnesium sind Weizenkeimlinge, Bananen, Alfalfasprossen, dunkelgrünes Blattgemüse, Grassäfte und Löwenzahn. Kalzium und Magnesium ist außerdem reichlich in Spirulina-Plus und in grünen Grassäften enthalten. Wenn Sie Ihr Herz- und Kreislaufsystem gesund erhalten möchten, ersetzen Sie tierisches durch pflanzliches Eiweiß und essen Sie weniger Salz, Zucker und Getreideprodukte.

Arteriosklerose

Die richtige Ernährung spielt bei Arteriosklerose eine große Rolle. Nach Prof. Lothar Wendt werden die Kalkablagerungen in den Arterien, die die Blutgefäße verengen, durch Eiweißspeicherungen verursacht. Essen Sie deshalb möglichst wenig tierisches Eiweiß.

Wenn Sie bereits häufig unter den Symptomen Brustenge und Atemnot leiden, dann sollten Sie auch Brot- und Getreideprodukte reduzieren. Diese Produkte erzeugen im Körper Kohlendioxyd. Wenn die feinen Kapillare und die Atmungsorgane verstopft sind, kann das giftige Kohlendioxyd nicht richtig entweichen und es entsteht Atemnot sowie das Gefühl der Herzenge. Grüne Pflanzen und frisches Obst versorgen das Herz und den gesamten Körper mit lebensnotwendigem Sauerstoff. Essen Sie auch häufig Knoblauch, Zwiebeln, Schnittlauch, Poree und Bärlauch. Diese Pflanzen enthalten Allizin, einen Wirkstoff, der erhöhte Blutfettwerte senkt und die Fließfähigkeit des Blutes verbessert. Auch Cayennepfeffer, Zitrusfrüchte und Ingwer machen das Blut dünnflüssiger und sorgen für eine bessere Durchblutung. Achten Sie auch auf ausreichende Bewegung, damit die Fettstoffe in den Muskeln verbrannt werden und sich nicht an den Gefäßwänden ablagern können. Weizen-, Gersten- und Green Kamut-Grassaft oder -Pulver verhindern durch ihren hohen Basengehalt Kalkablagerungen in den Gefäßen. Spirulina enthält die Aminosäuren Lysin und Prolin, die auch dafür sorgen, dass sich keine weiteren Ablagerungen in den Arterien bilden können. Nehmen Sie täglich 4–5 g Spirulina ein. Um der Arteriosklerose wirkungsvoll entgegenzutreten, können Sie folgendes Rezept ausprobieren: 250 ml frischen Weizengras-Saft und 10 ml frischen Knoblauchsaft mischen und schluckweise langsam austrinken (kurmäßig dreimal im Jahr – je vier Wochen lang).

Bluthochdruck

Wenn Sie unter Bluthochdruck leiden, dann wissen Sie bestimmt, wie wichtig es ist, möglichst salzarm zu essen. Salz zieht nämlich Wasser ins Blut, dadurch erhöht sich der Druck auf die Arterienwände. Da Bluthochdruck fast immer gemeinsam mit einem erhöhten Cholesterinspiegel auftritt, ist es wichtig, den Konsum von gesättigten Fetten und Cholesterin einzustellen. So ergibt sich schnell eine Linderung der Symptome (weitere Behandlungsvorschläge siehe unter erhöhter Cholersterinspiegel).

Nierenerkrankungen

Essen Sie möglichst wenig tierisches Eiweiß. Die Nieren müssen nämlich sehr hart arbeiten, um überschüssiges Eiweiß aus dem Körper zu entfernen, außerdem lagert sich das überschüssige Eiweiß in den Nierenkanälchen ab. Essen Sie möglichst viel wässriges Obst, wie zum Beispiel Melonen, Apfelsinen, Trauben, aber auch Gurken. Das natürliche Fruchtwasser ist das beste Mittel, um die Nieren durchzuspülen. Die Säfte aus Alfalfa, Spirulina, Gerstengras oder Green Kamut wirken nierenreinigend und -stärkend.

Nierensteine

Essen Sie möglichst wenig tierisches Eiweiß. Je mehr tierisches Eiweiß Sie verzehren, umso mehr Kalzium müssen die Nieren ausscheiden. Wenn der Urin zu viel Kalzium enthält, können leicht Kristalle entstehen, aus denen später Nierensteine werden.

Ödeme

Essen Sie möglichst viel frische Gurken und Melonen. Das natürliche Fruchtwasser hilft, Ödeme auszuschwemmen. Alfalfa ist ein natürliches harntreibendes Mittel, das auch bei Ödemen während der Schwangerschaft eingenommen werden kann. Trinken Sie dreimal täglich 70 ml Weizengras- oder Kamutsaft gemischt mit 15 ml Zwiebelsaft. Zwiebelsaft können Sie selbst herstellen, indem Sie Zwiebeln in den Entsafter geben. Der Zwiebelsaft hält sich einige Zeit im Kühlschrank.

Krebs

Die Mikroalge Spirulina sollte bei einer Erkrankung wie Krebs wegen ihrer vielen positiven Eigenschaften unbedingt ergänzend eingesetzt werden. Zum einen stärkt sie das Immunsystem, indem sie die Lymphozytenaktivität steigert, zum andern enthält sie die wertvolle Gamma-Linolensäure, die dazu in der Lage ist, den Stoffwechsel der Krebszellen zu schädigen. Außerdem enthält Spirulina reichlich gemischte Karotinoide, welche die Krebsentstehung hemmen und im Rahmen einer Krebsschutzdiät von der Wissenschaft empfohlen werden. Appetitmangel und Gewichtsverlust, der häufig nach Chemo- oder Strahlentherapie einsetzt, kann wirkungsvoll mit Spirulina behandelt werden. Diese Mikroalge ist eine hochkonzentrierte Aminosäuren- und Vitaminnahrung, die den Körper mit allen wichtigen Nährstoffen versorgt. Nehmen Sie täglich 15–20 Spirulina-Tabletten ein.

Auch Kamut- und Weizengras gehören zu den starken Waffen der natürlichen Krebsbekämpfung. Der 70-prozentige Chlorophyllanteil im Weizengras hemmt das Wachstum der Krebszellen und versorgt den Körper mit wichtigen Nährstoffen und lebenden Enzymen, die bei Krebserkrankungen besonders wichtig sind. Außerdem regt der hohe Anteil an Chlorophyll in grünen Pflanzen die Produktion der roten Blutkörperchen an. Dadurch verbessert sich nicht nur die Sauerstoffaufnahme des Blutes, sondern es wird auch das Wachstum der Krebszellen behindert. Krebszellen ernähren sich nämlich anaerob (ohne Sauerstoff) und wachsen am besten in sauerstoffarmem Milieu.

Leistungsschwäche – Konzentrationsstörungen – Stress

Bei körperlichem und psychischem Stress benötigt der Körper vermehrt Aminosäuren, die reichhaltig in Spirulina enthalten sind. Auch durch den hohen Vitamin-B-Gehalt ist Spirulina eine ideale Nerven- und Gerhirnnahrung. Außerdem enthält sie Glutaminsäure, die das Gedächtnis verbessert, die Reaktionsfähigkeit erhöht und das Konzentrationsvermögen steigert. Da Glutaminsäure auch die Intelligenz fördert, wird sie bei der Behandlung schizophrener und seniler Patienten sowie bei geistig behinderten Kinder eingesetzt. Hunderte von Leistungssportlern und Weltklasse-Atlethen nutzen die positiven Eigenschaften von Spirulina, weil ihnen durch dieses Naturprodukt konzentrierte Nährstoffe zugeführt werden, die sofort zur Verfügung stehen und dem Körper mehr Energie und Ausdauer verleihen. Erschöpfungszustände lassen sich häufig auf einen Nährstoffmangel zurückführen. Bei Müdigkeit, Leistungsschwäche und Konzentrationsstörungen sorgt Kamut- oder Weizengras-Saft, vermischt mit Guarana-Pulver, für eine schnelle Besserung. Wer den ganzen Tag fit und konzentriert bleiben muss und wenig Zeit zum Essen hat, der kann sich mit

Spirulina und Guarana leistungsfähig und topfit halten. Trinken Sie in diesem Fall dreimal täglich ein Glas Spirulina mit Trauben- oder Apfelsaft angerührt, und fügen Sie je nach persönlichem Bedarf Guarana-Pulver hinzu.

Depressionen

Lebensfreude und gute Laune hängen oft von der richtigen Biochemie in Gehirn und Nerven ab. Durch eine ausgewogene Mineral- und Vitaminzufuhr lassen sich in vielen Fällen Unlustgefühle und Niedergeschlagenheit beseitigen. Ganz wichtig ist eine eiweißreiche Ernährung (Spirulina), denn der Körper benötigt eiweißreiche Kost, um das Glückshormon Noradrenalin herzustellen. Die Aminosäure Phenylalanin kann Gemütsverstimmungen und depressive Zustände mildern. Sie ist reichhaltig in Spirulina, Kamut- und Gerstengras-Saft sowie in grünen Erbsen enthalten. Die Neurotransmitter im Körper können nur dann richtig funktionieren, wenn das Gesamtmilieu im Körper im basischen Bereich liegt. Ganz wichtig ist deshalb, dass Sie Ihren Körper entsäuern. Schränken Sie die säurebildenden Speisen ein, und essen Sie mehr frisches Obst und Gemüse. Besonders bei Altersdepressionen liegt häufig eine totale Übersäuerung des Körpers vor.

Osteoporose

Inzwischen erkranken immer mehr Frauen und Männer jenseits des 50. Lebensjahres an Osteoporose. Allein in Deutschland leiden schätzungsweise fünf Millionen Frauen an dieser Krankheit. Besonders gefährdet sind Frauen nach den Wechseljahren und Männer, die viel Alkohol oder Kaffee trinken, rauchen und häufig tierisches Eiweiß verzehren. Der bekannte Rundrücken – auch »Witwenbuckel« genannt – ist bereits ein Spätzeichen. Deshalb sollte man frühzeitig darauf achten, ob sich die Körpergröße reduziert oder ob sich Falten seitlich abwärts der Wirbelsäule bilden (Tannenbaumphänomen). Essen Sie möglichst wenig Fleisch, Fisch und Milchprodukte, wenn Sie das Risiko, an Osteoporose zu erkranken, möglichst niedrig halten wollen. Leider werden von den meisten Ärzten bei Osteoporose Milchprodukte immer noch wärmstens empfohlen. Dabei haben Forschungen an der Mayo-Klinik in Rochester (USA) bestätigt, dass Milch und Kalziumpräparate bei Osteoporose nicht helfen (4). Wäre das Kalzium der Milch oder in den Mineraltabletten so gut, dann gäbe es nicht derart viele Hüftoperierte, Osteoporosekranke und so viele junge Leute mit Bandscheibenvorfällen. Milchprodukte werden nämlich täglich von den meisten Menschen in größeren Mengen verzehrt. Milch und Käseprodukte enthalten zwar viel Kalzium, aber leider auch viel Phosphor. Dieses wiederum hemmt die Kalziumaufnahme im Körper. Zu den phosphathaltigen Nahrungsmitteln gehören außerdem: Cola, Limonade, alle Schokoladenprodukte, alle Käsesorten, Ketchup, Mayonnaise, Fleisch, Wurst und Konserven. Zucker übersäuert den Körper und fördert ebenfalls die Entstehung von Osteoporose. Denken Sie auch daran, dass Koffein Kalzium aus dem Körper schwemmt.

Vorsicht vor Kalzium-Tabletten
Kalzium-Tabletten sind keine Lösung, denn sie richten mehr Schaden als Nutzen an. Sie werden meist nur zu einem Zehntel vom Körper verwertet und können außerdem das Kalzium-Phosphor-Gleichgewicht im Körper stören.
Spirulina-Plus, grünes Blattgemüse, Kräuter und grüne Säfte sind die besten und gesündesten Quellen für leicht verwertbares Kalzium. Brot, Wurst, Fleisch und Fisch hingegen enthalten recht wenig Kalzium (siehe auch die Kalziumtabelle Seite 24/25). Denken Sie auch daran, dass tägliche Bewegung für

Ihre Knochen besonders wichtig ist, denn körperliches Training stimuliert die Produktion der aufbauenden Knochenzellen.

Potenzstörungen – Impotenz

Haferblatt-Saft bewirkt eine Freisetzung der Testosterone, sodass sie ungehindert ihren Weg zu den Sexzentren des Gehirns fortsetzen können. Haferblatt-Saft ist besonders zu empfehlen bei Unterfunktion der Keimdrüsen (niedrige Testosteronwerte), bei allgemeinen männlichen und weiblichen sexuellen Dysfunktionen, bei altersbedingten Sexualstörungen, sowie bei weiblicher Frigidität. Beachten Sie auch, dass Medikamente wie Betablocker, Cholesterinsenker, einige Gichtmittel, Kortisonpräparate, Zytostatika, Schlafmittel und Antidepressiva Potenzstörungen verursachen können.

Zellulitis

Bei einer wirkungsvollen Zellulitisbehandlung ist eine äußerliche und innerliche Anwendung unbedingt notwendig, wenn Sie einen befriedigenden Erfolg sehen möchten. Außerdem müssen Sie ein wenig Geduld mitbringen, denn die Fettzellen können seit Jahrzehnten verhärtet sein und benötigen einige Zeit, um sich wieder zu normalisieren. Besonders wirkungsvoll ist die innerliche und äußerliche Algentherapie. Die Wirkstoffe der Algen werden von der Darmwand aufgenommen und über die Blutbahn bis zum Unterhautfettgewebe transportiert. Dort setzt dann eine intensive Fettverbrennung und Entschlackung ein. Aber wie bereits erwähnt, der Körper benötigt natürlich einige Zeit, um zu reagieren und die Schlacken abzubauen. Wichtig ist, dass Sie zusätzlich wenigstens zwei Liter Kräutertee oder Mineralwasser täglich trinken, damit die Schlacken auch vom Körper ausgeschieden werden. Eine Langzeitentgiftung mit grünen Säften ist zusätzlich zu empfehlen. Algen gibt es in Form von Kapseln, Tees und Trinkampullen. Äußerlich können Sie viermal pro Woche ein Algen-Bad nehmen und danach die Haut mit einem Algen-Gel einreiben oder regelmäßige Algen-Packungen machen. Meiden Sie unbedingt jede Form von Zucker, Weißmehlprodukte und fettige Speisen. Solange Sie Süßigkeiten zusammen mit Fett verzehren, quellen Ihre Fettzellen immer mehr auf.

Zuckersucht (siehe auch Hypoglykämie)

Das starke Verlangen nach Süßigkeiten kann durch eine Hypoglykämie ausgelöst werden. Hilfe bietet die Mikroalge Spirulina. Bei Bedarf 10–15 Tabletten lutschen und dabei gut einspeicheln oder zwei Teelöffel Green Kamut in ein Getränk rühren.

IV. Grüne Pflanzen verbessern unsere Lebensqualität

1. Saubere und gesunde Luft in der Wohnung durch Grünpflanzen

Umweltbelastungen machen sich auf eine schleichende und heimtückische Weise bemerkbar. Chemische Substanzen begleiten uns von morgens bis abends in Luft, Wasser, Kosmetik, Nahrungsmitteln, in Büroräumen und in der eigenen Wohnung. Wenn man in der Großstadt an einer verkehrsreichen Autostraße steht, dann fällt einem schnell auf, wie schlecht die Luft ist, die man einatmen muss. Wenn man jedoch am Abend gemütlich zu Hause sitzt, fühlt man sich wohl und geborgen. Viele Menschen denken nicht daran, dass auch die Raumluft in ihren eigenen vier Wänden mit Schadstoffen belastet sein kann. Schlimmstenfalls kann die Schadstoffbelastung in der eigenen Wohnung größer sein, als an einer stark befahrenen Autostraße. Allergien, Schlaflosigkeit, Nervosität, Depressionen, Atembeschwerden, Augenbrennen, Kopfschmerzen und unerklärliche Müdigkeit können die Folgen sein. Die meisten Wohngifte sind starke Allergene und können bereits bestehende Allergien noch verstärken. Viele Menschen wissen nicht genau, wo sich die Schadstoffe in ihrer Wohnung befinden und wie hoch die Konzentration ist. Inzwischen gibt es kleine, recht preiswerte Geräte, mit denen man die Formaldehyd-Konzentrationen in der Luft messen kann. Auch in der Apotheke sind Bio-Check-Messsysteme erhältlich, mit denen Sie die Konzentrationen von Formaldehyd, Pentachlorphenol (PCP) und anderen Schadstoffen messen können.

Wenn die Werte zu hoch sind, kann sich das durch Augenbrennen, Allergien, Befindlichkeitsstörungen, Kopfschmerzen und Schleimhautreizungen bemerkbar machen. Wenn Sie in der Textilbranche arbeiten, können Sie die Luft an Ihrem Arbeitsplatz durch das Gewerbeaufsichtsamt auf Formaldehyd prüfen lassen. Wenden Sie sich an das Gesundheitsamt, wenn Sie befürchten, dass die Umweltgifte in Ihrer Mietwohnung zu hoch sind. Bei zu hohen Konzentrationen ist der Vermieter für die Beseitigung der Giftquellen verantwortlich. Im anderen Fall können Sie eine Mietminderung verlangen. Die perfekte Wärmeisolierung, die man heute in vielen Wohnungen und Häusern findet, führt dazu, dass man immer mehr unter den schädlichen Ausdünstungen der Wohnungseinrichtungen leidet. Wer nicht sein ganzes Mobiliar verkaufen möchte und alle Tapeten, Verkleidungen und Teppichfußböden herausreißen will, um es durch biologisch einwandfreies Material zu ersetzen, dem bleiben nur zwei Möglichkeiten übrig: Entweder man kleidet die gesamte Wohnung mit einer Isoliertapete aus, die vor Umweltgiften wie Lindan, Formaldehyd, PER, PCB und PCP schützt, oder man lüftet mehrmals täglich und stellt sich möglichst viele grüne Pflanzen in der Wohnung auf.

Pflanzen tun mehr für uns, als wir glauben
Abgesehen davon, dass die Farbe Grün eine beruhigende und harmonisierende Wirkung auf Körper und Seele ausübt, aktiviert schon ein halbstündiger Spaziergang im Grünen die Selbstheilungskräfte unseres Körpers. Aber auch Grünpflanzen in unserer Wohnung haben eine sehr positive Wirkung auf unser Wohlbefinden. Sie sind mehr als nur Dekoration. Sie erfreuen unsere Seele, verschönern die Räume, reinigen die Luft und bauen Schadstoffe ab. In den meisten Wohnungen befinden sich Baumaterialien, die Formaldehyd, Xylol, Benzol, Lindan, PCP,

Toluol, Ammoniak, Aceton, Chloroform, Trichlorethylen und andere Gifte in die Luft abgeben. Bei vielen Menschen lösen diese schleichenden und unsichtbaren Gifte verschiedene gesundheitliche Störungen aus, ohne dass sie es wissen.

Nicht nur das Wohnungsmobiliar dünstet schädliche Substanzen aus. Auch unsere Kleider und das Spielzeug unserer Kinder ist chemisch behandelt. Nach einer Greenpeace-Untersuchung enthalten Kunststoff-Puppen die schädlichen Substanzen Formaldehyd, Blei, Kadmium und Vinylchlorid. Auch aus den Fernsehgeräten entweichen schädliche dioxinähnliche Gase. Auch Mottenkugeln, -papiere, -strips und Insektensprays geben gefährliche Gifte in die Raumluft ab. Viele Baustoffe und Farben enthalten chemische Kleber, Weichmacher, Härter und Konservierungsmittel, die oft jahrelang ihre schädlichen Gase in den Wohnräumen verteilen. Auch Teppiche und Teppichböden, die mit Mottenschutzmitteln getränkt werden, geben ständig ihre schädlichen Gase in die Raumluft ab. Die Giftstoffe in Holzschutzmittel dünsten auch noch nach Jahrzehnten belastende Mengen an Schadstoffen aus. Wer über Jahre hinweg solchen Belastungen ausgesetzt ist, braucht sich nicht zu wundern, wenn das Immunsystem geschwächt wird und verschiedene Allergien entstehen. Ich weiß, wie frustrierend die Vorstellung ist, dass unser gemütliches Zuhause eventuell ein Ort ist, der mit unsichtbaren Giften beladen ist. Zum Glück besitzen jedoch viele Pflanzen die Fähigkeit, Schadstoffe zu filtern oder umzuwandeln. Auf diese Weise verbessert sich die Luft in Ihrem Haus oder in Ihrer Wohnung.

Versteckte Schadstoffe

Formaldehyd
ist ein farbloses, stechend riechendes Gas, das Augen Haut und Schleimhäute reizt und Allergien auslösen kann. Es befindet

sich vor allem in Spanplatten und gibt seine schädlichen Ausdünstungen, besonders bei feuchtem Klima, auch noch nach vielen Jahren an die Raumluft ab. Es steht im Verdacht, Krebs erzeugend zu sein.

Formaldehyd ist außerdem in Laserdruckern, Fotokopierern, Klebstoffen, Lacken, Lasuren, Spachtelmassen, Tapeten, Teppichen, Isoliermaterialien, Reinigungsmitteln, Schaumstoffen und in verschiedenen Möbeln enthalten. Auch in Kunststoffen, Plastik, im Tabakrauch, in vielen Haarwaschmitteln, Flüssigseifen, Badepräparaten, Salben, Pudern, Cremes, Deos, Nagellackhärtern, Mundpflegemitteln, in Leder und in fast allen Appreturen für Textilien ist Formaldehyd enthalten (Ökotest Nr. 7/1992).

Benzol

ist in Klebstoffen enthalten, in Abbeizer, Lackentferner und Reinigungsmitteln. Benzol ist Krebs erregend und kann die Leber schädigen.

Asbest

gilt gleichfalls als Krebs erregend. Es ist enthalten in Bodenplatten, Dachplatten, Blumenkästen, Spachtelmassen und Dichtungsmaterialien.

Lindan

ist in Holzschutzmitteln enthalten. Es kann das Nervensystem und die Leber schädigen. Die heutigen Hersteller von Holzschutzmitteln geben an, Lindan nicht mehr zu verwenden. Sie können jedoch in einer älteren Wohnung leben, in der die Holzwände und Decken noch mit lindanhaltigen Holzschutzmitteln gestrichen wurden.

Toluol

ist enthalten in Möbelpolituren, in Löse-, Verdünnungs- und in Reinigungsmitteln. Die Dämpfe können Leber, Niere und Nervensystem schädigen.

Trichlorethylen
ist in Fliesenreiniger, Fleckenwasser und Reinigungsmitteln enthalten. Die Dämpfe können die Leber schädigen.
Xylol
ist in Abbeizer, Lösungs- und Reinigungsmitteln enthalten. Die Dämpfe können allergische Reaktionen hervorrufen, Kopfschmerzen und Schwindel sowie Erbrechen verursachen.

Pflanzen, die Schadstoffe in Ihrer Wohnung abbauen können
Zu den Pflanzen, die helfen, Formaldehyd in Wohnungen oder in Büroräumen abzubauen gehören: Birkenfeige, Efeu, Schwertfarn, Bergpalme, Dieffenbachia und Drachenbaum.
Xylol und Toluol abbauende Pflanzen sind: Dieffenbachia, Schwertfarn, Birkenfeige und Anthurium (Schwanz- oder Flamingoblume). Ammoniak abbauende Pflanzen sind: Birkenfeige, Drachenbaum, Pfeilwurz.
Neben Formaldehyd baut die Bergpalme auch Benzol und Trichlorethylen ab. Sie ist zu empfehlen für Menschen, die nahe bei einer Autostraße wohnen. Auch die Strahlenaralie, der Zimmerwein, die Zimmertanne, Grünlilie, der Bogenhanf, Lanzettenrosette und Pfeilwurz gehören zu den Pflanzen, die Schadstoffe in der Wohnung abbauen können. Der Aloe wird nachgesagt, dass sie vor Elektrosmog schützen soll. Auch Farnkraut ist ein guter Luftreiniger.

Was Sie sonst noch tun können, um sich zu schützen
Lüften Sie Ihre Wohnung mehrmals täglich gründlich, besonders dann, wenn der Computer oder das Fernsehgerät lange Zeit gelaufen sind. Gehen Sie möglichst oft in die freie Natur, damit sich Ihr Körper regenerieren kann. Stellen Sie auch Pflanzen an Ihrem Arbeitsplatz auf, vor allem in der Nähe des Computers oder Fotokopierers. Verzehren Sie täglich Green-

food, damit Ihr Immunsystem die schädlichen Umweltgifte abwehren kann.

Chemisch behandelte Kleidungsstücke sollten vor dem Tragen wenigstens zweimal warm gewaschen werden. Das gilt auch ganz besonders für Bettwäsche, denn durch Atemluft und Hautkontakt gelangen die Schadstoffe sehr schnell in unseren Körper. Formaldehyd in Textilien kann die Haut reizen und Allergien auslösen. Durch häufiges Waschen wird der Gehalt an Formaldehyd reduziert. Allergiker können aber auch noch auf niedrige Konzentrationen empfindlich reagieren. Kaufen Sie keine Textilien, die stark chemisch riechen. Besonders Textilien aus Indien und Ägypten enthalten häufig hohe Mengen an DDT und Lindan. Bügeln Sie neue Kleidungsstücke immer bei offenem Fenster.

Renovieren Sie Ihre Wohnung nur im Sommer oder im Frühjahr, wenn Sie den ganzen Tag die Wohnung lüften können. Entfernen Sie die Farbreste an Ihren Händen auf keinen Fall mit Verdünner oder Pinselreiniger. Kratzen Sie die Farbe ab oder verwenden Sie Brennspiritus.

2. Der grüne Garten in der Wohnung

Manchmal hat man keine Lust, keine Zeit oder nicht die Möglichkeit, sich frische Wildkräuter in der Natur zu besorgen. Wer einen kleinen Balkon hat oder eine große Fensterbank, der kann sich auch so die grüne Gesundheit ins Haus holen.

Grüne Gräser auf der Fensterbank züchten
Sie benötigen:
1. Weizen- oder Gerstenkörner aus biologischem Anbau;
2. einige Blumentöpfe; 3. gute Blumenerde, am besten aus dem

Wald oder durch eigene Kompostierung gewonnen; 4. Regenwasser oder abgekochtes Wasser zum Gießen.

Zunächst werden die Körner 24 Stunden lang in abgekochtem Wasser eingeweicht. Auf eine Tasse Körner geben Sie zwei Tassen Wasser. Die Blumentöpfe werden mit Erde gefüllt und gut angefeuchtet. Dann werden die Weizenkörner auf die Erde gelegt. Das Ganze wird mit einer Plastikfolie abgedeckt. Achten Sie jedoch darauf, dass die Körner genügend Sauerstoff erhalten. Die Blumentöpfe werden nun drei Tage lang in einen dunklen Raum gestellt. Am vierten Tag wird die Plastikfolie entfernt und die Erde erneut angefeuchtet. Nun können Sie die Blumentöpfe auf die Fensterbank oder an einen anderen hellen Platz stellen, damit die Chlorophyllbildung beginnt.

Säen Sie nicht zu viele Töpfe mit Weizengras gleichzeitig aus, weil sonst alle Gräser zur gleichen Zeit geerntet werden müssen. Praktischer ist es, wenn Sie alle zwei bis drei Tage einen Blumentopf mit neuen Körnern füllen. Auf diese Weise wachsen die Gräser zeitlich so, dass Sie jeden Tag genügend Gras ernten können.

Weizen- oder Gerstengras ernten

Nach zirka 8–13 Tagen können Sie mit der Schere das erste Gras abschneiden. Die Gräser sollten etwas 10–15 cm hoch sein. Gelbe Gräser werden sorgfältig aussortiert. Nach 14 Tagen verliert das Weizengras bereits einen Teil seiner wirkungsvollen Inhaltsstoffe. Das nachwachsende Gras ist für den Gebrauch nicht mehr geeignet, da es nicht mehr so kraftvolle Wirkstoffe besitzt.

Das urwüchsige Kamutgras eignet sich weniger für die Aufzucht zu Hause, da es – wie viele Wildpflanzen – ungleichmäßig keimt. Es ist jedoch als Saftpulver in Rohkostqualität aus sehr mineralreichen Böden im Handel.

Wildkräuter und kleine Salate auf dem Balkon züchten

Wildkräuter und Salate können auf dem Balkon in Blumenkästen, Blumentöpfen oder in großen Kübeln gezüchtet werden. Ihre Freunde werden sich zwar wundern, wenn plötzlich ein üppiges Meer von wild wucherndem Unkraut auf Ihrem Balkon wächst, aber Ihre Gesundheit wird es Ihnen danken. Sie können ja außerdem noch Ihren Balkon zusätzlich mit blühenden Pflanzen und Kräutern schmücken. Praktisch ist es, wenn Sie dann gleich Pflanzen wählen, deren Blüten auch essbar sind, wie zum Beispiel die attraktive Kapuzinerkresse mit ihren antibiotischen Eigenschaften oder Borretsch mit seinen zarten blauen Blüten. Auch Sonnenblumen kann man essen. Die kleineren Blüten können wie Artischocken eingelegt werden.

Wildkräuter schmecken meist ein wenig bitter, in Kombination mit grünem Salat werden sie jedoch zu wohlschmeckenden Zutaten. Pflanzen Sie deshalb auch einige kleine Pflück- oder Schnittsalate direkt auf Ihren Balkon, dann haben Sie Ihre gesunde Nahrung immer in Reichweite. Da es Frühlings-, Sommer- und Wintersalate gibt, haben Sie die Möglichkeit, fast das ganze Jahr über frische Vitamine zu ernten. Selbst auf der Fensterbank können Sie kleine Salate züchten. Es gibt auch preiswert fertige Frühbeetkästen zu kaufen, in denen Sie schon sehr früh im Jahr Schnittsalate oder kälteempfindliche Sämereien anpflanzen können.

Aber auch auf einer warmen Fensterbank direkt hinter der Scheibe wachsen Pflanzen, Kräuter und kleine Salate wie in einem Treibhaus. Bevorzugen Sie nach Möglichkeit kleine Schnitt- und Pflücksalate, wie Lollo oder krausen gelben oder breitblättrigen Feldsalat. Diese Salate benötigen wenig Platz und können mehrmals geerntet werden, weil sie ständig nachwachsen. Feldsalat enthält mehr Eisen, Chlorophyll und Vitamin C als Kopfsalat. Die beste Aussaatzeit für Feldsalat ist im

August oder September. Wenn Sie den Blumenkasten mit Folie abdecken, kann sogar im Winter geerntet werden. Auch Winterportulak ist ein kälteunempfindlicher Salat. Er kann ab Juli ausgesät werden. Schnittsalate werden im Frühling ausgesät. Wer einen kleinen Garten hat, kann diese Salate auch als Lückenbüßer einfach zwischen die Blumen pflanzen. Pralle Sonne vertragen sie nicht so gut.

Wildkräuter auf dem Balkon züchten
Brennnessel, Wegerich und Sauerampfersamen können Sie überall leicht in der Natur sammeln. Da Wildkräuter sich jedoch ihren Standort an dem sie wachsen möchten, selbst auswählen und eine bestimmte Bodenqualität bevorzugen, ist es oft sinnvoller, die Kräuter im Wald oder auf der Wiese mit möglichst viel Erde auszugraben. Der leber- und gallereinigende Löwenzahn sollte unbedingt auf Ihrem Balkon wachsen. Die Samen sind auch im Blumenfachhandel erhältlich. Ernten Sie jedoch im ersten Jahr nicht gleich zu viele Blätter, sonst werden die Wurzeln nicht kräftig genug. Auch Gänseblümchen, Sauerklee und Melde, sind ideale Kräuter für den Balkon. Die Melde ist ein altmodisches Kraut aus Großmutters Garten. Die jungen Pflanzen können roh verzehrt werden. Wenn sie eine Höhe von zirka 20 cm erreicht haben, können sie wie Spinat zubereitet werden.
An einem schattigen Platz auf dem Balkon oder im Garten können Sie Sauerampfer, Beinwell, Senf und Bärlauch anpflanzen. Wenn Sie beim Sauerampfer die Blütentriebe immer wieder entfernen, bildet er mehr Blattmasse.
Haben Sie noch etwas Platz übrig, dann pflanzen Sie ein paar Kohlrabi an. Die jungen Blätter sind sehr eisenhaltig. Auch Gurken können auf dem Balkon angepflanzt werden. Sie haben gern ein Klettergerüst, an dem sie hochranken können. Die

attraktiven hochrankenden Blätter und die wunderschönen gelben Blüten sind ein prächtiger Schmuck für Ihren Balkon.

Noch einige wichtige Tipps:
Bevor Sie die Töpfe mit Erde füllen, müssen Sie eine Drainageschicht aus Tonscherben auf den Boden des Topfes legen, damit keine Staunässe entsteht. Gießen Sie Ihre Pflanzen nach Möglichkeit nur mit Regenwasser oder abgekochtem Wasser. Brennnesseljauche fördert die Chlorophyllbildung. Algendünger enthält viele Mineralien und stärkt das Immunsystem der Pflanzen. Krankhafte Veränderungen am Blattrand weisen auf einen Magnesiummangel hin. Geben Sie Ihren Pflanzen Algenkalk.

Vorsicht! Düngen Sie die Pflanzen, die Sie verzehren möchten, nicht mit Kunstdünger oder Knochenmehl. Knochenmehl enthält Leichengifte und ist noch schädlicher als Kunstdünger.

3. Schmackhafte Greenfood-Rezepte

Nachfolgend finden Sie eine ganze Reihe gesunder und schmackhafter Rezepte. Ich habe mich bemüht, sie so zu kombinieren, dass für jeden Geschmack etwas dabei ist.
Eine Ernährungsumstellung ist nicht immer einfach. Oft möchte man sich selbst zwar gerne gesünder ernähren, aber die anderen Familienmitglieder sind nicht bereit, ihre alten Essangewohnheiten aufzugeben. Wenn man nun plötzlich anfängt, vermehrt Rohkost zu essen oder sogar Gras kaut, löst man damit unter Umständen starke Reaktionen im Familien- und Freundeskreis aus. Schlimmstenfalls wird man ständig dumm angegrinst oder sogar als Grasfresser verspottet. Nach meiner

Erfahrung ist es am einfachsten, wenn man die anderen nach und nach von einer gesünderen Ernährung überzeugt. Im Rezeptteil biete ich deshalb auch einige Greenfood-Rezepte mit gekochten Nahrungsmitteln an, die auch Gesundheitsmuffeln schmecken werden. Wenn Sie selbst tagsüber möglichst viel frisches Obst und Gemüse verzehren, dann können Sie abends mit Genuss eine gekochte Speise essen.

Rezepte mit Wildkräutern

Die gesund erhaltenden Wirksstoffe der Wildkräuter sind am wirkungsvollsten, wenn sie roh verzehrt werden. Sie finden hier eine ganze Reihe raffinierter Rezeptvorschläge, bei denen Sie feststellen werden, dass die anfangs so bitter schmeckenden Kräuter − richtig zubereitet − sehr schmackhaft sein können. Wildkräuter lassen sich auch zu Gemüse und Suppen verarbeiten. Wenn Sie Gemüse zubereiten, dann sollten Sie darauf achten, dass Sie die Kräuter in wenig Wasser, bei geschlossenem Topf, möglichst kurz garen, damit die wertvollen Inhaltsstoffe nicht verloren gehen.

❖ *Bunter Frühlingssalat*

Mit Wildkräutern lässt sich jeder Salat vitaminmäßig aufmöbeln. Je nach Jahreszeit können Sie auch Blüten oder frische Samen der Brennnessel, des Sauerklees oder des Sauerampfers dazugeben.

▶ 1 Salat
▶ eine Hand voll frische Wildkräuter nach Wahl kleinschneiden
▶ einige Gänseblümchen
▶ 1 Bund Frühlingszwiebeln
▶ rohes Gemüse, zum Beispiel: Tomaten, Avocadostreifen, Melonenkugeln, Fenchelstücke, Zucchini- oder Möhrenraspeln, Paprikastreifen, Radieschen etc.

▶ 1 kleiner Apfel, in Stücke geschnitten

▶ Öl, Zitrone und Gewürze nach Wahl

Ein Teelöffel Green Kamut-Pulver wertet diesen Salat noch mehr auf. Wer davon mittags nicht satt wird, kann noch etwas Mozarella, Tofu oder mageres Geflügelfleisch dazu essen.

❖ *Zucchini-Salat mit Wildkräutern*

Es muss nicht immer grüner Salat sein – auch aus rohen Zucchini, Kohlrabi oder Rotkohl lassen sich schmackhafte Salate herstellen.

▶ 500 g Zucchini

▶ 250 g Tomaten

▶ 150 g Schafskäse

▶ 6 Esslöffel Olivenöl

▶ Zitrone, Knoblauch, Pfeffer, Salz, etwas Senf, ein bisschen Agavensirup und Wildkräuter Ihrer Wahl

Tomaten und Schafskäse in kleine Stücke schneiden. Zucchini waschen und auf der großen Seite der Haushaltsreibe in kleine Stücke raspeln. Alle Zutaten unterrühren. Wer möchte, kann noch einen Teelöffel Green Kamut-Pulver unterrühren.

❖ *Wildgemüse*

Sammeln Sie eine große Portion Brennnessel, einige Blätter Löwenzahn, Taubnessel, Guter Heinrich, Giersch, Bärlauch oder andere Kräuter Ihrer Wahl. Die Kräuter werden gewaschen, grob klein geschnitten und in wenig Salzwasser gedünstet. Nun lassen Sie das Wildgemüse auf einem Sieb abtropfen und pressen es dann gründlich aus. Anschließend zerlassen Sie etwas Butter in der Pfanne und schwenken das Gemüse darin. Je nach Geschmack können Sie außer Pfeffer, Salz und Muskat noch einige Sonnenblumenkerne unterrühren oder das Gemüse mit geraspeltem Käse überstreuen oder etwas Sahne hinzufügen. Wenn kritische Familienmitglieder mitessen, dann kochen Sie ein Wildgemüse aus Brennnesseln und frischem Spinat und fügen noch etwas Sahne hinzu.

❖ *Kartoffel-Brennnesselsalat (für 3 Personen)*
▶ 8–9 mittelgroße gekochte Pellkartoffeln
▶ 2–3 Frühlingszwiebeln mit frischem Grün kleinschneiden
▶ 50 g Brennnesseln
▶ 2 feste Tomaten
▶ einige Oliven
▶ 100–150 g Ziegenkäse
▶ reichlich frische Kräuter Ihrer Wahl
▶ für das Dressing Olivenöl, Zitrone, schwarzen Pfeffer, Knoblauch und Salz

Bringen Sie 1/4 Liter Wasser zum Kochen und geben Sie frische oder getrocknete Brennnesseln hinzu. Lassen Sie die Brennnesseln zirka 2 Minuten kochen und nehmen Sie dann den Topf vom Herd. Die Brennnesseln bei geschlossenem Topf weitere 10 Minuten ziehen lassen, durch ein Sieb schütten. Gut abtropfen lassen, gründlich auswringen und dann klein schneiden. Die Brennnesseln unter das Salatdressing mischen und gut mit dem Salat vermengen.

❖ *Wildkräutercremesuppe*
Pflücken Sie auf einem Waldspaziergang alle essbaren Wildkräuter und Pflanzen, die Sie mögen. Zum Beispiel viele Brennnesseln und einige Blätter von Sauerampfer, Giersch, Spitzwegerich, Löwenzahn, Gundermann, Huflattich, Knoblauch-Rauke, Bärlauch oder Taubnessel. Aus dem Garten können Sie noch Liebstöckel, Schnittlauch, Zitronenmelisse und Estragon hinzufügen. Für 1 1/2 Liter Suppe benötigen Sie 50–70 g Kräuter.

Zubereitung: Bringen Sie einen Liter Wasser mit einem Gemüsebrühwürfel zum Kochen und fügen Sie fünf mittelgroße klein geschnittene Kartoffeln hinzu. Die Kartoffeln werden solange gekocht, bis sie fast gar sind. Nun geben Sie die Kräuter hinzu und lassen das Ganze noch zirka 5–10 Minuten leicht kochen. Um den Geschmack zu verfeinern, fügen Sie noch 1/2 Liter Milch, etwas Sahne oder Crème fraîche und etwas Butter hinzu. Nun wird die Suppe mit einem Pürierstab oder Mixer zu einer sämigen Cremesuppe verarbeitet und zum Schluss mit Pfeffer, Salz und Muskatnuss abgeschmeckt. Als Dekoration können Sie frische Kräuter, Gänseblümchen oder Borretschblüten verwenden. Natürlich kann die Suppe auch nur aus einzelnen Wildkräutern zubereitet werden. Sehr gut schmeckt eine einfache Brennnessel- oder Bärlauchsuppe.

❖ *Radieschen-Kohlrabisuppe*

Diese Suppe wird ganz ähnlich hergestellt wie die Kräutercremesuppe. Nehmen Sie statt der Kräuter Kohlrabigrün und Radieschenblätter sowie eine große Kartoffel und zwei mittelgroße Kohlrabi. Mit klein geschnittenen Wildkräutern oder Kohlrabiblättern servieren.

❖ *Klare Kräuterbrühe*

► 1 Stange Lauchgemüse
► 1 Zwiebel
► 2 Möhren
► 50 g Wildkräuter nach Wahl
► 1 1/2 Liter Wasser
► 2 Gemüsebrühwürfel

Gemüse waschen, putzen und in kleine Stücke schneiden. Bei geschlossenem Deckel mit den Gemüsebrühwürfeln zirka 10–15 Minuten in 1 1/2 Liter Wasser gar kochen. Wildkräuter klein schneiden, hinzufügen und bei schwacher Hitze weitere 10 Minuten gar kochen.

❖ Minispargelersatz
Im Frühjahr, wenn die ersten Hopfentriebe sprießen, können Sie die Spitzen der Hopfentriebe sammeln und ein köstliches Gemüse daraus zubereiten.
Die jungen Triebe werden so gepflückt, dass sie eine Länge von zirka 10 cm haben. Zu Hause werden die Triebe gewaschen, gebündelt, in wenig Wasser gedünstet und dann nur kurz mit etwas Butter in einer Pfanne angebraten und mit Pfeffer, Salz und Muskatnuss abgeschmeckt. Wer möchte, kann noch einen kleinen Löffel Crème fraîche dazu reichen.

❖ Grünes Kartoffelpüree
▶ 4–5 Kartoffeln
▶ 50 g frische Brennnesseln
▶ Butter, Milch, etwas Sahne, Pfeffer, Salz und Muskat
Die Kartoffeln schälen und klein schneiden. In Wasser kochen, bis sie fast gar sind. Dann die Brennnesseln hinzufügen und weitere 10 Minuten mitgaren lassen, bis sie ganz weich sind. Kartoffeln und Brennnessel durch ein Sieb schütten und abtropfen lassen. Wieder in den Kessel geben und Butter, Milch, Pfeffer, Salz sowie Muskat hinzufügen und mit dem Mixer zu Püree verarbeiten.

❖ Grünes Gemüsepüree
Statt Kartoffelpüree können Sie auch ein Gemüsepüree herstellen. Nehmen Sie dazu 1 Zucchini, 200 g Brokkoli, 1 Tasse grüne Erbsen (notfalls tiefgekühlt) und 1 Kartoffel, einige Brennnessel, Giersch oder Blattspinat. Das ganze bereiten Sie zu, wie oben beschrieben. Dieses Püree hat einen noch intensiveren Grünton.

❖ *Gemüse aus getrockneten Brennnesseln*

Trocknen Sie von April bis Anfang Mai reichlich Brennnesseln. Sie können die Blätter mit den Stielen zum Trocknen aufhängen. Nehmen Sie zwei Hand voll getrockneter Brennnessel und überbrühen Sie sie mit etwas kochendem Wasser. Nach 10 Minuten werden die Brennnesseln durch ein Sieb gegossen und etwas ausgepresst. Mit Olivenöl, Zitrone, Pfeffer und Salz würzen und zu Pellkartoffeln servieren.

❖ *Grüne Omeletts*

Nehmen Sie reichlich Kräuter Ihrer Wahl, Butter, etwas saure Sahne, 2–3 Eier, etwas Mehl, Salz, Pfeffer und etwas Tabasco. Butter oder Öl in der Pfanne erhitzen und die Kräuter darin weich dünsten. Die Eier mit Mehl, saurer Sahne und den übrigen Zutaten verquirlen und in die heiße Pfanne geben.

❖ *Pilzfrikadellen mit Wildkräutern*

▶ 750 g Pilze (Pfifferlinge, Steinpilze oder Champignons)
▶ 2 Zwiebeln
▶ 2 Eier
▶ 1 Packung rohe Klöße (für 8 Klöße)
▶ 6 Esslöffel Olivenöl
▶ 2 Hand voll gemischte Wildkräuter
▶ Pfeffer, Salz und Thymian

Die Pilze putzen und in Scheiben schneiden. Wildkräuter und Zwiebeln ebenfalls klein schneiden. Zwiebeln und Pilze in 2 Esslöffel Öl solange dünsten, bis die Flüssigkeit verdampft ist. Wildkräuter hinzufügen und noch kurze Zeit mitdünsten. Zum Schluss die Gewürze hinzufügen. Eier mit einem guten 1/4 Liter Wasser oder Gemüsebrühe verrühren und das Kloßpulver hinzufügen. Gut verrühren und die abgekühlten Pilze unterheben. 10 Minuten quellen lassen. Danach können Sie mit angefeuchteten Händen Frikadellen aus dieser Mischung formen. Mit dem restlichen Öl von beiden Seiten knusprig braun braten. Dieses Rezept reicht für zirka 17 Frikadellen. (Kranke Menschen sollten auf gebratene Gerichte verzichten.)

❖ *Kräuterbutter I*

Aus allen schmackhaften Kräutern, die Sie in der Natur finden, können Sie eine köstliche Kräuterbutter herstellen. Die Kräuter werden sehr klein geschnitten und mit einer Gabel oder einem Mixer unter die weiche Butter gemischt und mit Kräutersalz, Pfeffer, Salz und Knoblauch abgeschmeckt.

Eine sehr dekorative und kräftig grüne Butter erhalten Sie, wenn Sie zusätzlich 1/2 Teelöffel Spirulina-Pulver unterrühren.

❖ *Wildkräuterbutter II*

▶ 75 g Brennnesseln oder gemischte Wildkräuter
▶ 250 g Butter
▶ Pfeffer, Salz und Knoblauch
▶ 1/2 Teelöffel Spirulina-Pulver

Die Brennnesseln werden in eine Schüssel gefüllt und mit einer Schere möglichst klein geschnitten. Anschließend wird die Butter in einem Kochtopf bei niedriger Temperatur langsam geschmolzen. Wenn sie flüssig geworden ist, werden die Kräuter hinzugefügt. Das Ganze wird nun bei geringer Hitze unter häufigem Rühren 10–15 Minuten lang geköchelt. Dann wird der Topf vom Herd genommen und die Butter mit Pfeffer, Salz, Knoblauch und Spirulina kräftig abgeschmeckt. Wenn die Kräuterbutter abgekühlt ist, wird sie in ein kleines Gefäß gefüllt und in den Kühlschrank gestellt, bis sie fest geworden ist. Wichtig ist, dass Sie die Butter 20–30 Minuten vor dem Verzehr aus dem Kühlschrank nehmen, weil sie nur dann ihr besonderes Aroma entfaltet.

❖ *Gesunder Brotaufstrich aus frischen Wildkräutern*
Dieser Brotaufstrich wird ähnlich wie die *Kräuterbutter I* zubereitet. Statt Butter nehmen Sie jedoch einen mageren Frischkäse, Quark oder Hüttenkäse.

❖ *Basengetränk*
▶ 3 Liter Wasser
▶ 1 Kilo Gemüse – z.B. Lauch, Kohlrabi mit Blätter, Möhren mit Blätter, Kartoffeln, Sellerie mit einigen Blättern, Grün kohl und jede Menge frische Garten- und Wildkräuter
▶ 1 Würfel Gemüsebrühe (keine Fleischbrühe!)
Alle Zutaten zwei Stunden lang bei geschlossenem Topf auf kleiner Flamme kochen lassen. Dieses Basengetränk reicht für 2–3 Tage und ist auch solange im Kühlschrank haltbar. Es eignet sich hervorragend, um Greenfood-Pulver darin aufzulösen. Garnieren Sie die Speisen möglichst attraktiv.

Das Auge ißt mit
Wenn Sie Ihre Kinder für Obst und Gemüse begeistern wollen oder einen Salat besonders attraktiv gestalten möchten, dann stechen Sie Obst oder Gemüse mit Backförmchen aus – zum Beispiel Herzen, Schmetterlinge oder kleine Pferdchen. Zucchini können mit dem Möhrenschrapper zu dekorativen Streifen und Locken verarbeitet werden.

Rezepte mit Spirulina, Green Kamut-, Weizen- oder Gersten-Pulver
Viele Getränke, Desserts und Gerichte lassen sich mit Spirulina-Pulver in wunderschöne blau-grüne Köstlichkeiten verwandeln. Lassen Sie Ihrer Fantasie freien Lauf. Ich habe zur Anregung nur einige Beispiele für Sie zusammengestellt.
Der Geschmack von Green-Kamut ist trotz seines »wilden Charakters« sehr angenehm und passt zu vielen verschiedenen

Gerichten. Rühren Sie das Greenfood-Pulver immer zuerst mit wenig Flüssigkeit an und geben Sie es dann zu den Speisen oder Getränken.

❖ *Avocado-Dip*
▶ 1 Avocado
▶ etwas Zitronensaft
▶ 1 Teelöffel Green Kamut-Pulver
▶ 1/2 Päckchen magerer Frischkäse
▶ Salz, Pfeffer und Knoblauch

Alle Zutaten mit der Gabel oder dem Mixer gut verkneten, bis eine cremige Paste entsteht. Der Avocado–Dip passt zu allen rohen Gemüsesorten und zu Crackern. Auch zu gedünsteten Auberginen, zu Zucchini oder Pellkartoffeln ist dieser Dip sehr schmackhaft. Wenn Gäste kommen, können Sie ihn als kleine Zwischenmahlzeit mit in Streifen geschnittenen Möhren, Gurken, Stangensellerie oder Crackern reichen.

❖ *Kalte Avocadosauce*
▶ 1 große Avocado
▶ Saft von 1/2 Zitrone
▶ Olivenöl
▶ Salz, Pfeffer, und Knoblauch
▶ 1 Teelöffel Green Kamut oder 1/2–1 Teelöffel Spirulina-Pulver

Alle Zutaten mit einem Mixer zu einer Sauce verarbeiten. Diese Sauce kann zu Salat, Fleisch und Kartoffeln gereicht werden.

❖ *Salatdressing*
3 Esslöffel frischer Weizen- oder Gerstengras-Saft oder 1 Teelöffel getrocknetes Pulver oder 1/2–1 Teelöffel Spirulina-Pulver. Auch Green Kamut-Pulver schmeckt sehr gut, wenn es

unter das Salatdessing gerührt wird. Öl, Zitrone, Pfeffer, Salz nach Geschmack und wer mag, Knoblauch.

❖ *Grüner Brotaufstrich*
▶ 150 g Erbsen
▶ 2 Esslöffel Sesampaste (Tahin)
▶ 2–3 Knoblauchzehen
▶ Saft von 1/2 Zitrone
▶ Olivenöl, Pfeffer, Salz und Kräuter nach Geschmack
▶ 1 Teelöffel Green Kamut
▶ 1 Messerspitze Spirulina–Pulver
Alle Zutaten mit dem Mixer zu einem Brotaufstrich zerkleinern (Statt Erbsen können Sie auch Kicherbohnen oder weiße Bohnen verwenden).

❖ *Wildkräuterpesto*
In Ihrem Garten oder auf einem Spaziergang können Sie von jedem Wildkraut, das Sie finden, eine kleine Menge sammeln. Fügen Sie dann nochmals dieselbe Menge Brennnesseln hinzu. Die Kräuter werden klein geschnitten und mit Pfeffer, Salz, Knoblauch, Green Kamut- oder Spirulina-Pulver und Olivenöl abgeschmeckt. Wer mag, kann auch noch zerkleinerte Pinienkerne, Sonnenblumenkerne und Parmesankäse unterrühren. Ein Esslöffel pro Person von diesem Kräutermix schmeckt sehr gut zu Gemüse, Nudeln, Hirse, Kartoffeln, Quark oder Brot. Kräuterpesto ist eine Woche im Kühlschrank haltbar.

Schmackhafte und sättigende Getränke
❖ *Soja-Bananen-Milch*
▶ Soja-Bananen-Milch
▶ 1/4 Liter Sojamilch
▶ 1 reife Banane

- ▶ 1 Löffel Honig oder Agavensaft
- ▶ 1 Teelöffel Green Kamut
- ▶ nach Geschmack etwas Ingwer, Vanille oder Zimt

❖ *Herzhafter grüner Gurkendrink*
- ▶ 1/2 Salatgurke
- ▶ 1 kleine Zwiebel
- ▶ etwas Zitronensaft
- ▶ frische Kräuter – z. B. Minze oder Basilikum oder Borretsch
- ▶ 200 ml Sojamilch (oder 200 g Joghurt)
- ▶ 2 Teelöffel Green Kamut
- ▶ nach Geschmack etwas Knoblauchsalz und Pfeffer

Alle Zutaten in den Mixer geben und pürieren.

❖ *Sättigender Kamut-Drink*
- ▶ 1 Banane
- ▶ 1/4 Liter Wasser
- ▶ Saft von 1/2 Apfelsine
- ▶ 3 Teelöffel Mandelmus
- ▶ 1 Teelöffel Green Kamut
- ▶ etwas Zimt, Honig oder Ahornsirup

Alle Zutaten in den Mixer geben.

❖ *Grünes Bananeneis*
- ▶ 1 Tasse Mandelmus
- ▶ 2 Bananen
- ▶ Vanille, etwas Ahornsirup
- ▶ 1 Teelöffel Green Kamut, 1 Messerspitze Spirulina

Green Kamut und Spirulina mit wenig Wasser verrühren und zum Mandelmus geben. Alle Zutaten im Mixer pürieren und anschließend ins Gefrierfach legen. Wenn das Eis besonders cremig werden soll, alle 30 Minuten umrühren.

❖ Spirulina-Bananen-Dessert

1/2 Banane und 1/2 Apfel reiben. 1/2 Teelöffel Spirulina hinzufügen und mit etwas Zitrone abschmecken. Dieses nahrhafte und proteinhaltige Dessert kann man vor allem Kleinkindern geben, die Milchprodukte schlecht vertragen. Eine gute Alternative zu Quark und Joghurtprodukten.

❖ Spirulina-Obstmus

Geben Sie 2–3 Obstsorten Ihrer Wahl in frischem Zustand in den Mixer. Fügen Sie 1/2 Teelöffel Spirulina hinzu, etwas Vanille und Zimt. Besonders geeignet für kleine Kinder.

❖ Avocado-Papaya-Salat

- ▶ 1 Avocado
- ▶ 1 Papaya
- ▶ 1 Teelöffel Spirulina

Papaya schälen, entkernen und in Stücke schneiden. Avocado halbieren. Die eine Hälfte in Stücke schneiden, die andere Hälfte im Mixer mit etwas Wasser, Meersalz, Ingwer oder Cayennepfeffer zu einer Sauce verrühren – mit den Früchten mischen.

Rezepte mit Essalgen

Vor dem Verzehr werden Algen 1/4 – 1/2 Stunde lang in kaltem Wasser eingeweicht. Manche Algen müssen leicht gedünstet werden, bei anderen reicht es meist aus, wenn sie ganz zum Schluss unter das heiße Gericht gerührt werden. Algen kann man wie Gemüse verarbeiten, unter eine Reis- oder Nudelpfanne mischen oder als Beilage zur Suppe reichen.

❖ Algenbutter

- ▶ 125 g Butter
- ▶ 3 g Wakame

- etwas Lachspaste oder 50 g gekochte Tiefseekrabben
- Pfeffer und Salz
- 1–2 Messerspitzen Spirulina-Pulver

Algen 1/2 Stunde lang quellen lassen und dann in wenig Wasser kurz dünsten. Durch ein Sieb gießen und mit dem Handtuch gut trockentupfen. Algen ganz klein schneiden und mit allen übrigen Zutaten im Mixer pürieren.

❖ *Algensuppe*

Nehmen Sie eine Suppe Ihrer Wahl, zum Beispiel Frühlingssuppe, Chinasuppe oder Fischsuppe, und fügen Sie zum Schluss 20 g Meeressalat und 10 g Arame oder eine andere Algensorte hinzu. Lassen Sie die Algen einige Minuten in der heißen Suppe ziehen und probieren Sie dann, ob die Algen gar sind.

❖ *Algenreis*

- 250 g Vollreis oder Gourmet-Reismischung kochen und gut abtropfen lassen (Garzeit siehe Packung).
- 10 g Hiziki
- 20 g Meersalat oder 5 g Wakame
- 1/2 Teelöffel Spirulina

Algen einweichen und nur kurz dünsten, bis sie gar sind. Dann gut abtropfen lassen, auswringen und klein schneiden. Pilze, Zwiebeln und klein geschnittene Möhren in Butter in einer Pfanne gar dünsten. Alle Zutaten gründlich mit dem Reis vermischen und mit Pfeffer, Salz, Sojasauce oder anderen Gewürzen, wie zum Beispiel Curcuma oder Galanga, kräftig würzen.

Rezepte mit frischen Keimen

❖ *Frühstücksmüsli aus frischen Sprossen*

3 Esslöffel Roggen, 3 Esslöffel Gerste und 2 Esslöffel Weizen in einem gemeinsamen Gefäß zum Keimen bringen.

Wenn die Sprossen die richtige Größe erreicht haben, dann nehmen Sie so viele Getreidesprossen, wie Sie zum Frühstück verzehren möchten und stellen den Rest in den Kühlschrank für den nächsten Tag. Getreidesprossen waschen, einen klein geschnittenen Apfel, Saft einer kleinen Orange, gehackte Nüsse oder Mandeln, einige Rosinen, einen Esslöffel Honig, etwas saure Sahne und Zimt unterrühren.

❖ *Brotaufstrich mit frischen Sprossen*
► 200 g mageren Frischkäse
► 1 Esslöffel Tomatenmark
► 1 Esslöffel Olivenöl
► 2 Esslöffel Senfsprossen
► 2 Esslöffel Kressesprossen
► 1 klein geschnittene Zwiebel
► 1 Knoblauchzehe
Alle Zutaten mischen und mit Pfeffer und Salz würzen.

❖ *Rettichsprossenbutter*
► 250 g Butter
► 1 Knoblauchzehe
► 2 Esslöffel Rettichsprossen (fein gehackt)
► Kräutersalz
Alle Zutaten gut vermischen. Statt Rettich können Sie auch Senf- oder Kressesprossen verwenden.

❖ *Obstsalat mit frischen Alfalfasprossen*
► 1Tasse frische Sprossen
► 1 Banane
► 1 Apfel
► 1/2 reife Papaya
► 2 Esslöffel Rosinen

▶ 1 Esslöffel Kokosraspeln

Mit Zitronensaft, Apfelsaft, wenig Zimt und etwas Ahornsirup abschmecken.

Rezepte mit grünem Tee

Getränke und Speisen lassen sich am besten aus dem pulverisierten feinen Macha-Tee herstellen.

❖ *Grüntee-Soja-Shake*

▶ 1/4 Liter Sojamilch
▶ 1/2 Banane
▶ 1 Teelöffel Grüntee-Pulver
▶ etwas Honig

Alle Zutaten im Mixer zerkleinern. Statt Bananen können Sie auch Honigmelonen, Himbeeren, Pfirsiche oder Kiwis verwenden. Macha-Tee besitzt einen hohen Koffeingehalt. Dieser Shake ist ein idealer Muntermacher.

❖ *Grüntee-Omletts*

▶ 1 Tasse Mehl
▶ 1 Tasse Milche
▶ 2 Eier
▶ 1 Teelöffel Grüntee-Pulver
▶ Salz und einige Kräuter

Alle Zutaten verquirlen und in die heiße Pfanne geben.

V. ANHANG

Literaturangaben und Quellen

Aichele D. u. R., Schwengler H. u. A.: Der Kosmos-Pflanzenführer. Franckh-Kosmos Verlag. Stuttgart 1978

Ehring A.: Fühl Dich wohl. Verlag Peter Erd. München 1996

Ehring A.: Was Frauen an Männern mögen. Verlag P. Erd. München 1997

Ehring A.: Papaya, Krebsheilmittel der Aborigines. Verlag Peter Erd., München 1998

Ehring A.: Heilmittel selbstgemacht. Verlag Peter Erd. München 1998

Höhne A.: Medizin am Wegesrand. Heyne Verlag., München 1997

Jochum-Guillou M.: Algen. Econ Verlag. Düsseldorf 1997

Jung I.: Heilkräuter im Ökogarten. Econ Verlag. Düsseldorf 1986

Linditsch J.: ABC des Weizengrassaftes. Verlag Peter Erd. München 1998

Mayer M.: ABC der Heilerde. Verlag Peter Erd. München 1998

Trattenbach Dr. P.: Enzyme, Aktivstoffe des Körpers. Knaur Verlag. München 1996

Wandmaker H.: Willst Du gesund sein? Vergiß den Kochtopf. Goldmann Verlag. München 1992

Wendt Dr. med. L.: Die Eiweißspeicherkrankheiten. Haug Verlag. Heidelberg 1984

Anmerkungen

(1) Dr. med. Lothar Wendt: Die Eiweißspeicherkrankheiten, Haug Verlag

(2) Dr. med. W. Hartinger im Nachwort der deutschen Ausgabe »Ernährung für ein neues Jahrtausend« John Robbins, Hans-Nietsch Verlag

(3) raum & zeit 68/1994

(4) Health Science Newsletter 2/89

Bezugsquellen

zu Greenfood-Naturprodukten nennt Ihnen auf Wunsch gerne der Verlag. Schreiben Sie uns, senden Sie uns ein Fax, oder rufen Sie uns an:

Verlag Peter Erd
Gaißacher Str. 18, 81371 München
Tel. 089/725 30 04, Fax 089/725 01 41

Sabera Neeltje Machat

Feuer der Wüste – Frau der Erde

150 Tage allein in der Wüste Sinai

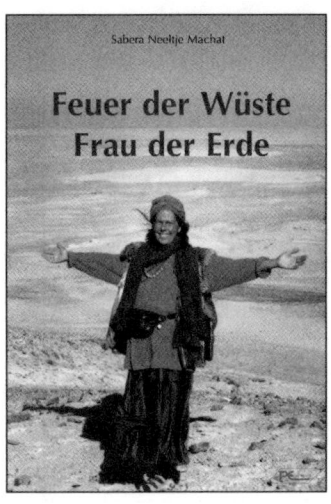

- Eine Frau 150 Tage allein in der Wüste

- Ein Buch, das Mut macht, den eigenen Weg zu gehen

- Eine Einladung, die innere Stille in sich wiederzuentdecken

Gebunden, ca. 160 Seiten
ISBN 3-8138-0507-7

Bücher aus dem Peter-Erd-Programm finden Sie im Buchhandel.
Fordern Sie das kostenlose Gesamtverzeichnis an bei:

Verlag Peter Erd
Gaißacher Straße 18
81371 München
Tel. (089) 7 25 30 04
Fax (089) 7 25 01 41

Eine Frau allein in der Wüste, ausgestattet nur mit einem Flickenteppich, einem Topf, Wasser, Streichhölzern und Proviant. Was wie ein Abenteuer beginnt, wird zu einer Reise ins Innere: »Ich spürte die Kraft der Stille, der Erde, ich sah den weiten blauen Himmel, und ich wußte, ich bin angekommen.« 150 Tage insgesamt verbringt Sabera Neeltje Machat allein und völlig auf sich gestellt in der Wüste. Auf einer dieser Reisen hat sie dieses Buch geschrieben